JN212735

子どもの保健

中根淳子／佐藤直子　編著

北川好郎／濱口典子

ななみ書房

はじめに

今般の保育士養成課程等の見直しに基づき，ななみ書房では新版を発行するに至りました。子どもを取りまく環境は目まぐるしく変化していて，保育士養成においてはその変化に即応しながら子どもの最善のために尽力できる人材育成の方法が模索されています。

これまで保育士養成課程においては「子どもの保健Ⅰ」「子どもの保健Ⅱ」の中に，子どもの心理的側面の理解に関すること，精神保健に関すること，乳幼児の養護の実際などかなり多くの事柄が盛り込まれていました。この度の改正により『子どもの保健（講義２単位)』『子どもの健康と安全（演習１単位)』に再編され，子どもの身体発育・発達の理解や健康状態の把握，疾病や事故の予防や対応など，保育における保健的対応に必要な基礎的事項を学ぶ科目として再編されました。「子どもの保健Ⅰ」「子どもの保健Ⅱ」に含まれていた内容は下記の新設科目や充実を図った科目に再編され，それらの科目とともに子ども理解をすすめることになりました。

「子どもの保健Ⅰ」「子どもの保健Ⅱ」に含まれていた内容の移行及び充実

「保育の心理学（講義２単位)」
「こども家庭支援の心理学（講義２単位)」
「乳児保育Ⅰ（講義２単位)」「乳児保育Ⅱ（演習１単位)」

また，『子どもの保健』『子どもの健康と安全』は改定後の保育所保育指針や「保育所における感染症対策ガイドライン」を始めとした厚生労働省による各種ガイドラインを踏まえて教授することが求められています。それにより学生の皆さんが高い水準の均質化した知識やスキルを身につけることができます。

保育に関する各種ガイドラインについては，目次の後に意義や概要の一覧表を添付しましたので活用してください。

新版の著者には新たに，発達に問題のある子どもやその家族の診療を専門としている現役の小児科医，濱口典子先生に参加していただきました。さらに，幼稚園歯科医でもある平岩先生にコラムを書いていただいたことにより学際的になり，より実践力のある学生を育てることができるのではと思います。

「子どもの保健Ⅰ」「子どもの保健Ⅱ」で初登場したキャラクター，マッシーとココも犬も引き続き頑張っております。また，今回は『子どもの健康と安全』に新キャラクター「まめちゃん」が登場しました。ココも犬やまめちゃんは，関連する他のページを見てより広く，あるいは深く学習することを助けるキャラクターです。

皆様のご協力，ご助言により，新版発行に至りましたことを重ねて心から御礼申し上げます。

編著者　中根　淳子

佐藤　直子

マッシーです。
よろしく
お願いします。

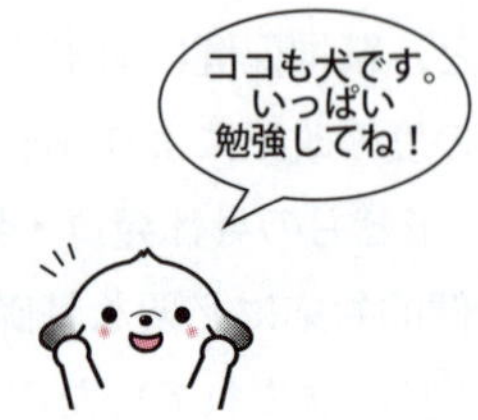
ココも犬です。
いっぱい
勉強してね！

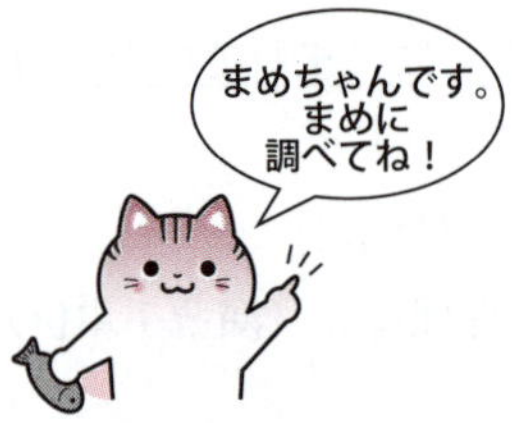
まめちゃんです。
まめに
調べてね！

『子どもの健康と安全』に新登場

もくじ

第4章　子どもの疾病の予防及び適切な対応

【執筆者】
第1章　［濱口典子］
第2章 1 2 ［濱口典子］，3 ［中根淳子］
第3章 1 2 3 ［濱口典子］，4 ［佐藤直子］
第4章　［北川好郎］

保育に関連する各種ガイドラインについて

『子どもの保健』を学ぶにあたり，子どもの命と健康を守るために作られたいくつかのガイドラインを理解することが望まれている。

これらのガイドラインは，保育の質の確保と向上のため関係省庁が施設長・医師・看護師・研究者・保護者などを招集して検討会を行い調査研究の元に作成されている。すなわち，現場の声を聴き関係専門職が検討して保育者が具体的な対応方法と取り組みを共通理解するとともに，保護者も含め保育を取り巻く関係機関が連携しながら組織的に取り組むことができるようにしている。このことは，幼稚園や各種子ども園などで保育をする場合でも直属の法令を遵守するとともに重要である。

保育所における感染症対策ガイドライン ➡

●乳幼児の特性を踏まえた，保育所における感染症対策の基本を示している

具体的な感染症と主な対応・保育所における消毒の種類と方法・子どもの病気・医師の意見書及び保護者の登園届など

（厚生労働省　2018 年改訂版）

保育所におけるアレルギー対応ガイドライン ➡

●アレルギー疾患を有する子どもの適切な対応方法や保育での取り組みを示している

各種アレルギー疾患の実態・アレルギー疾患各論・食物アレルギーへの対応・アレルギー疾患の共通理解と関係者の役割など

（厚生労働省　2019 年改訂版）

保育所における食事の提供ガイドライン ➡

●乳幼児の発育及び発達の過程に応じて計画的な食事の提供や食育の実施、食に関わる環境の配慮などを示している

子どもの食をめぐる現状・食事の提供の意義・食事の提供の具体的な在り方・食事の提供の評価についてなど

（厚生労働省　2013 年）

教育，保育施設などにおける事故防止および事故発生時の対応のためのガイドライン ➡

●教育・保育施設での重大な事故防止及び事故発生時の対応を示している

事故発生防止（予防）のための取り組み・事故再発防止のための取り組み・事故発生時の段階的な対応など

（内閣府　文部科学省　厚生労働省　2016 年版）

★各種ガイドラインは、改訂されるため最新のものを確認する

第１章 子どもの心身の健康と保健の意義

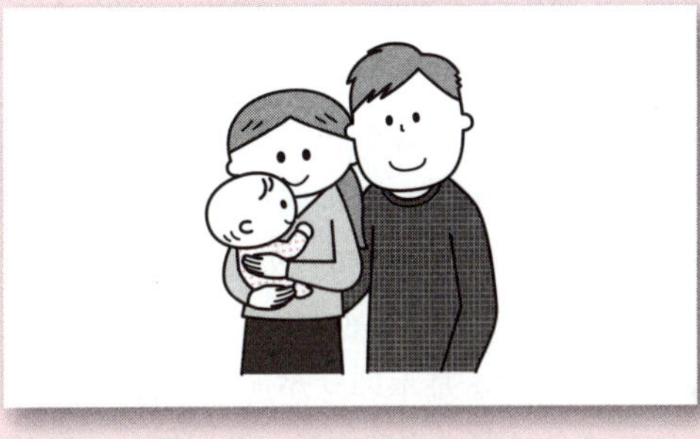

1 生命保持と情緒の安定に関わる保健活動の意義と目的

日本には「子宝(こだから)を授(さず)かる」という言い回しがある。平家物語にも「子に過ぎたる宝なし」との表現がある。ここには子どもは大切に守らなければいけない宝物であるという思いと，新しい生命の誕生に対する深い畏敬(いけい)の念が込められていた。

古来子どもは強い血縁・地縁を基盤とした「社会」の中で育てられ，育児の知恵は世代間で伝承されていた。育児の責任を母親のみが負うということはなかった。

しかし現代においては，科学の進歩によって計画妊娠や出生前診断が当たり前の知識となり，生命の誕生に対する畏敬の念は薄れ，子どもの幸せではなく大人の意向が中心の子育てになりがちである。また地縁・血縁を持たない孤立した親により育児が行われることもまれではなくなり，育児不安が高まっている。

このような社会の大きな変化の中で，子どもの心身ともに安定した成長を目指すときに，保健活動を通じて社会全体として母性を守り，かつ育てること，子どもの幸せを守ることの必要性が高まっている。子どもに関わるものは，保健活動の正しい知識をもち，責任感を持って育児支援を行わなければならない。

2 健康の概念と健康指標

1 「児童」と「子ども」

児童福祉法では「**児童**」を満18歳未満の者と定めており，このうち1歳に満たない者を「乳児」，満1歳から小学校就学までを「幼児」，小学校就学から満18歳に達するまでを「少年」に区分している。

児童：
学校教育法では「児童」とは6～12歳の小学校就学年齢の者をさす。

第二次世界大戦後の混乱した社会環境の中で，子どもの安心安全はなおざりにされていた。子どもを守り育てる目的で，日本国憲法が制定された翌年の1947（昭和22）年に児童福祉法が制定された。しかしその目的が十分果たされない環境の中で，児童福祉の理念を明確にする目的で1951（昭和26）年5月5日に「児童憲章」が制定された。法的拘束力（こうそくりょく）はないものの，児童福祉に対する基本理念が述べられている。さらに1959（昭和34）年に国際連合は「児童権利宣言」を採択（さいたく）し，子どもが健全な成育と幸福と社会的諸権利を保障されるべきことを明らかにした。これを実行可能にするために条約化したものが「**子どもの権利条約**」であり，1989（平成元）年の国連総会で採択され，日本は1994（平成6）年，世界で158番目に批准（ひじゅん）した。

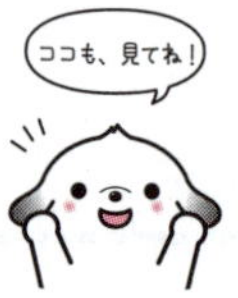

子どもの権利条約（要約）：
資料（p.101）参照
ユニセフが子どもに分かりやすい文章で抄訳している。（https://www.unicef.or.jp/kodomo/kenri/）

2 健康の概念

WHO（世界保健機関）は健康を基本的人権の一つと捉え，その達成を目的として設立されたが，その憲章前文の中で「健康」を「病気ではないとか，弱っていないということではなく，肉体的にも，精神的にも，そして社会的にも，すべてが満たされた状態にあることをいいます」（日本WHO協会訳）と定義している。

3 子どもの健康指標

子どもにおける「健康」の特殊性として「成長」を忘れることはできない。子どもの健康を考えるときに，身体面の成長（発育）と，機能・心理面の成長（発達）の両者が正しく得られているかを考慮する必要がある。

また前項で述べたWHOの提唱する「健康」の定義からは，子どもが社会の中でその存在を尊重されることも求められる。子どもの人権が守られ，適切な教育や医療を受ける権利が守られることも子どもの「健康」の大切な側面である。

4 「健やか親子 21（第２次）」

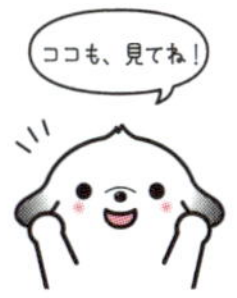

2000 年に厚生省（現厚生労働省）によって始められた「健康日本 21（21 世紀における国民健康づくり運動）」を受けて 2001 年から親子の健康を目的とした「健やか親子 21」が開始された。2015 年度から 2024 年度までは「健やか親子 21（第２次）」が行われている。

健やか親子 21（第２次）：
『子どもの健康と安全』第６章／1主な母子保健対策と保育／1健やか親子 21（第２次）(p.127) 参照

1 母子保健施策

子育て支援のために国が提供している**母子保健施策**を図１－１に示した。「健やか親子 21（第２次）」の基盤課題である切れ目ない妊産婦・乳幼児への保健対策が行われるためには，これらの施策を行う事業間の連携が重要である。

母子保健施策：
各対策の説明は『子どもの健康と安全』第６章／2母子保健対策（p.128 ～）に具体的に記述されている。

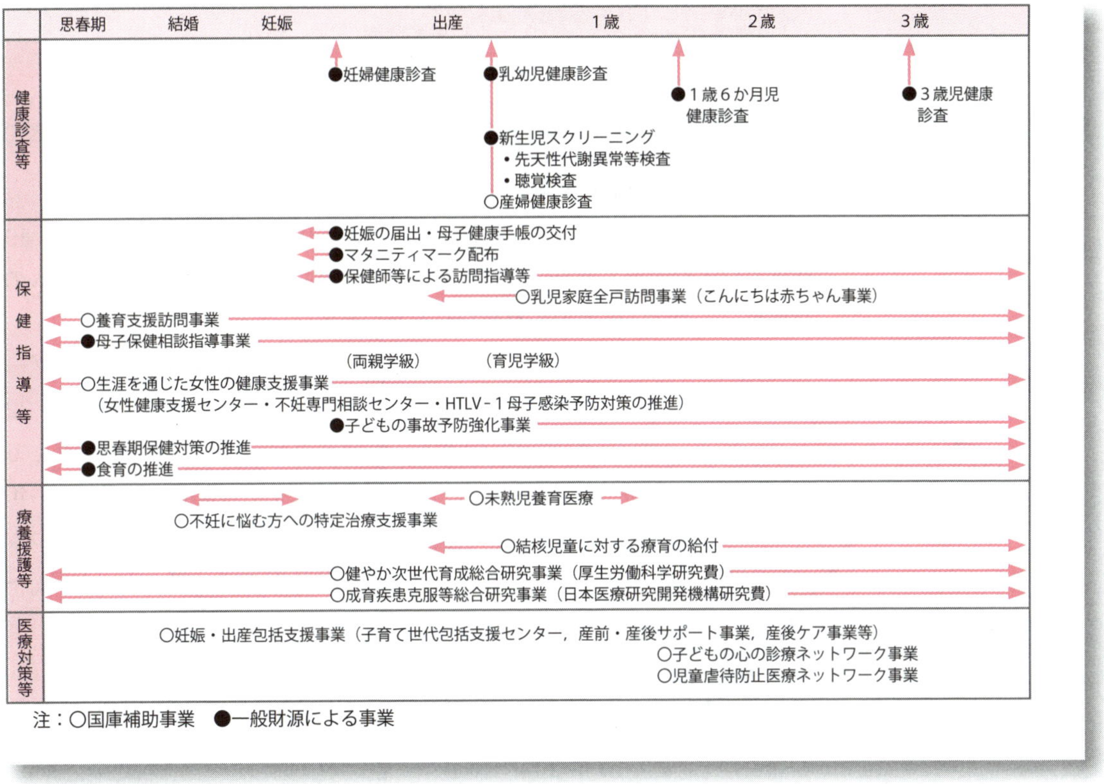

図１－１
母子保健対策の体系

（厚生労働統計協会『国民衛生の動向』2024/2025）

2 周産期と子どもの保健

周産期（しゅうさんき）とは，妊娠満 22 週以後から生後７日未満までをいう。周産期死亡は母体の健康状態に強く影響され，地域の母子保健の水準を表す指標のひとつである。日本の周産期死亡率は表１－１の通り，2016 年に 2.4 と欧米諸国と比べ低い水準を維持している。影響する周産期リスクには，妊娠高血圧（妊娠中毒症）などの母体側の問題，胎盤（たいばん）・臍帯（さいたい）の異常，先天異常，低出生体重，呼吸障害などの児側の原因がある。

表1－1
周産期死亡率の国際比較

国名	1970	1980	1990	2000	2010	2018 周産期死亡率	2018 妊娠満28週以後死産比	2018 早期新生児死亡率
日本[1)]	21.7	11.7	5.7	3.8	2.9	2.2	1.5	0.7
カナダ	22.0	10.9	7.7	6.2	'06) 6.1	'15) 5.8	2.8	3.0
アメリカ合衆国	27.8	14.2	9.3	7.1	'09) 6.3	'15) 6.0	2.9	3.2
デンマーク	18.0	9.0	8.3	'01) 6.8	6.4	'17) 6.7	4.0	2.7
フランス	20.7	13.0	8.3	'99) 6.6	11.8	'10) 11.8	10.2	1.6
ドイツ[2)]	26.7	11.6	6.0	'99) 6.2	'07) 5.5	'17) 5.6	3.8	1.8
ハンガリー	34.5	23.1	14.3	10.1	6.9	'17) 6.0	4.6	1.4
イタリア	31.7	17.4	10.4	'97) 6.8	4.3	'13) 3.8	2.5	1.4
オランダ	18.8	11.1	9.7	'98) 7.9	'09) 5.7	'17) 4.8	2.8	2.0
スペイン	'75) 21.1	14.6	7.6	'99) 5.2	3.5	'15) 4.3	3.1	1.2
スウェーデン	16.5	8.7	6.5	'02) 5.3	4.8	'17) 4.6	3.5	1.1
イギリス[3)]	23.8	13.4	8.2	8.2	'09) 7.6	'17) 6.4	4.2	2.2
オーストラリア	21.5	13.5	8.5	6.0	'08) 6.7	'17) 3.1	1.1	2.0
ニュージーランド	19.8	11.8	7.2	5.8	'09) 4.9	'17) 4.3	2.4	1.9

資料：WHO「World Health Statistics Annual」，UN「Demographic Yearbook」，日本政策統計官「平成30年人口動態統計」，
注1　国際比較のため妊娠満28週以後の死産数と早期新生児死亡数を加えたものの出生千対の率を用いている。
　2　1990年までは，旧西ドイツの数値である。
　3　1980年までは，イングランド・ウェールズの数値である。

（単位：出生千対）

❸ 合計特殊出生率

「出生率」とは人口1,000人あたりにおける出生数をさす。15歳から49歳までの年齢別出生率を合計したものを「合計特殊出生率」といい，一人の女性が一生の間に何人の子を産むかをあらわす。

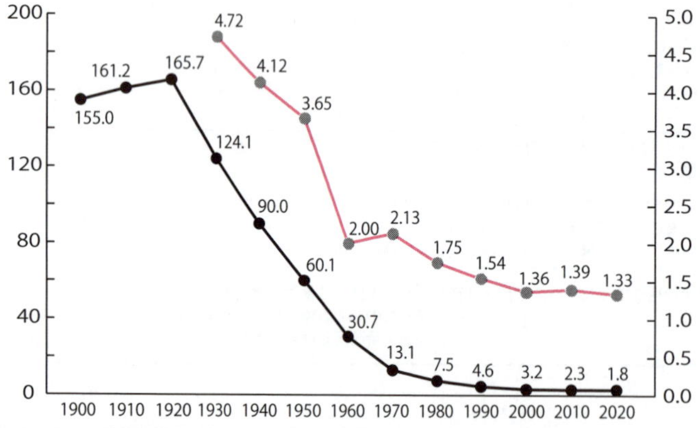

乳児死亡率（出生1000対）（左目盛）　　合計特殊出生率（右目盛）

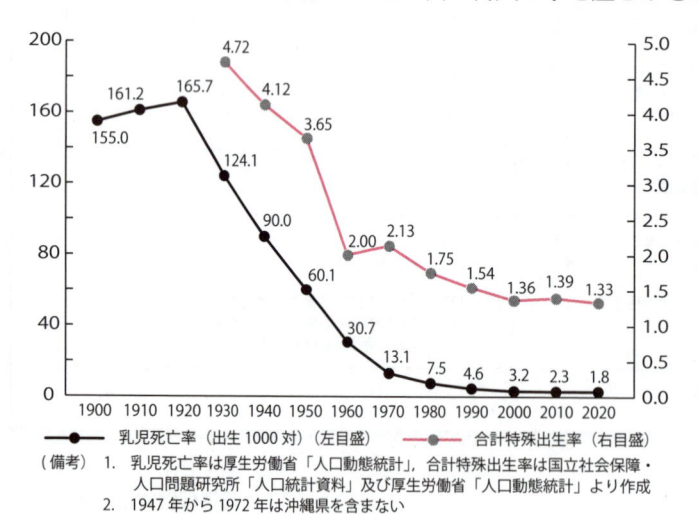

（備考）1. 乳児死亡率は厚生労働省「人口動態統計」，合計特殊出生率は国立社会保障・人口問題研究所「人口統計資料」及び厚生労働省「人口動態統計」より作成
2. 1947年から1972年は沖縄県を含まない

図1－2
乳児死亡率及び合計特殊出生率の推移

日本では第1次ベビーブーム（1947～1949（昭和22～24）年）には4.3を超えていたが，1950（昭和25）年以降急激に低下した。その後第2次ベビーブーム（1971～1974（昭和46～49）年）を含め，ほぼ2.1台で推移したが，1975年に2.0を下回ってから再び低下傾向となった。2005（平成17）年に1.26と最低を記録したのち微増傾向となり，近年は1.4台が続いている。

❹ 新生児，乳児死亡率

生後４週未満の死亡である「新生児死亡」は世界的に増加傾向であるが，日本は2017年に出生1,000人当たり0.9と世界最少であった。

「乳児死亡率」は出生1,000人に対する生後１年未満の死亡数である。2017（平成29）年は1.9で2015年と並び過去最低であった。表１－２に各国の乳児死亡率を示したが世界的に見て日本は有数の低さを誇る。衛生状態や栄養状態の改善，予防医学を含む医療水準の高さによるところが大きい。

国	乳児死亡率
日本	1.7（2021）
米国	5.4（2020）
シンガポール	1.8（2021）
フランス	3.6（2019）
ドイツ	3.1（2020）
イタリア	2.8（2019）
スウェーデン	2.1（2019）
英国	3.9（2019）
韓国	2.5（2020）

表１－２
各国の乳児死亡率

（厚生労働省）

❺ 幼児死亡率

１～４歳児死亡率は2017年に人口10万人当たり50.7であった。新生児，乳児死亡率に比べて高い値を示しており，死因は１位が先天奇形等，２位が不慮の事故，３位が悪性新生物であった。

不慮の事故の主な原因は，交通事故，窒息，溺水（できすい）であり，幼児死亡率を低下させるためには，幼児の重大な事故の詳細な分析を基にした**予防対策**と，重症な小児患者に対する**救急医療体制**（小児集中治療室（PICU）など）の確立が必要である。

3 現代社会における子どもの健康に関する現状と課題

❶ 子どもの貧困

格差社会やひとり親世帯の増加などから貧困（ひんこん）状態の子どもが増加している。これらの子どもたちは医療や栄養，教育などの面できわめて不利な状況におかれており，将来も貧困から抜け出せない傾向に陥（おちい）りやすい。これは子ども個人のみならず社会全体にとっても大きな損失になる。子どもの将来が，その生まれ育った環境によって左右されることのない社会を実現するために，国や地方自治体による手当の拡充，医療費の軽減，教育費の負担軽減が行われる一方，民間団体やボランティアによる子ども食堂や学習支援が行われている。

2 医療的ケア児

新生児医療の進歩により，超低出生体重児や先天的な重い病気を持つ子どもが長期間生存できるようになった。その中に，たんの吸引や，チューブを使って栄養を注入する経管（けいかん）栄養，あるいは酸素吸入などのいわゆる「医療的ケア」が必要な子どもたちがおり「医療的ケア児」と呼ばれている。

超低出生体重児：
出生体重 1,000g 未満で生まれた赤ちゃん。

医療的ケア児を保育の場で受け入れることは，児の発達を促すとともに家族の精神的・肉体的負担の軽減にもなる。

また健康な子どもたちにとっても，医療的ケア児とともに保育を受けることは，思いやりの心をはぐくみ，社会的弱者・少数者に対する無意識の偏見や差別を防ぐことが期待される。

3 病気や障害の予防と早期発見

日本の母子健康手帳の高い普及率や，乳幼児健診の高い実施率は病気や障害の早期発見に大きく寄与している。

一方，日本のワクチン接種率は先進諸国の中で決して高くはない。共働き家庭の増加から，子どもたちがより低年齢で集団生活に入る傾向となり，早期からのワクチン接種の必要性は高まっている。しかし，仕事を休まないとワクチン接種ができない状況では，接種率の向上に足止めがかかってしまう。また，多くの種類のワクチン接種は若い親にとってかなりの経済的負担となってしまう。ワクチンの接種率を上げるには，ワクチンによる病気の予防の必要性を啓発（けいはつ）するとともに，接種機会を広げたり，公費による接種の実施が必要である。

4 地域における保健活動と子ども虐待防止

児童虐待防止法では，職務上児童の福祉に関係のある者は，児童虐待を発見しやすい立場にいることを自覚し，児童虐待の早期発見に努めなければならないとされている。保育現場はまさに早期発見を求められており，虐待のサインを見逃してはならない。

改正児童虐待防止法：
子どもの「しつけ」を名目にした虐待が後を絶たないことから，改正児童虐待防止法が 2020 年 4 月から施行されることになった。改正法では，親は「児童のしつけに際して体罰を加えてはならない。」と明記された。

虐待を疑った保育者は児童相談所あるいは福祉事務所等に通告する義務があるが，虐待の事実を確認する必要はない。事実確認は児童相談所の役割であり，疑いを持ったら通告を考える。これは保護者の個人情報の保護より優先されるため，虐待に関して知っている情報を通告しても守秘義務違反には問われない。また「通告者を特定させるものをもらしてはならない」とあり，通告者は虐待者から危害を加えられないよう配慮される。

虐待に関与するとき忘れてならないのは，目的が「加害者の告発」ではなく「子どもと家族への援助」だという認識である。虐待する家族は，多くの場合経済的な問題や精神的な問題を抱えている。虐待を通告することは，家族との関係性を悪化させることではなく，家族の問題を解決する糸口になり，最終的には健全な家族関係を再構築する第一歩でもある。

1　児童虐待の定義

① 身体的虐待

殴る・蹴る・投げ落とす・激しく揺さぶる・やけどを負わせる・溺れさせる・首を絞める・縄などにより一室に拘束するなど。

② 性的虐待

子どもへの性的行為・性的行為を見せる・性器を触る又は触らせる・ポルノグラフィの被写体にするなど。

③ ネグレクト

家に閉じ込める・食事を与えない・ひどく不潔にする・自動車の中に放置する・重い病気になっても病院に連れて行かないなど。

④ 心理的虐待

言葉による脅し・無視・きょうだい間での差別的扱い・子どもの目の前で家族に対して暴力をふるう（ドメスティック・バイオレンス：DV）など。

2　児童虐待のサイン

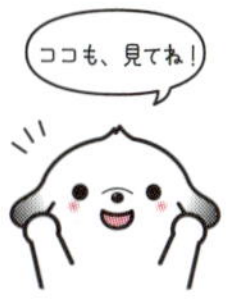

① 不自然な原因のはっきりしない怪我や治療されていない怪我を繰り返す。
② **低身長**・低体重をみとめる。皮膚の汚れが目立つなど身辺が不潔である。
③ 著しい過食，異食（土や絵の具など栄養にならないものを食べること）がある。
④ 誰にでもなれなれしく身体接触してくる。あるいは逆に過剰な警戒心を示す。
⑤ だれかれ構わず荒っぽい加減しない乱暴な言動をとる。
⑥ 無表情，言葉などの発達の遅れがある。
⑦ 予防接種や健診を受けていない。

低身長：
第3章／2身体発育の評価／3成長曲線によって見つかる異常（p.67），図3－14（p.68）参照

3　虐待と成長障害

養育者からの愛情が絶たれた状況では，過度なストレスからホルモンが正常に分泌されなくなり，低栄養でなくても低身長となる。これを**愛情遮断**

愛情遮断症候群：
第3章／2身体発育の評価／3成長曲線によって見つかる異常（p.67），図3－14（p.68）参照，第4章／15内分泌，代謝疾患／1低身長（p.97）参照

症候群（しょうこうぐん）という。低身長以外に，行動の障害や意欲の低下などが起きる。

虐待を受けている例では親から離れることで成長が回復し，逆に親から引き離された例では，愛情にあふれた環境に戻ることで成長が回復する。身長の伸びをグラフ（成長曲線）にすることで発見できる。

4 児童虐待の対策

1 虐待の発生予防

妊娠・出産・育児期の家庭では，産前産後の心身の不調や妊娠・出産・子育てに関する悩みを抱え，周囲の支えを必要としている場合がある。家庭で適切な支援を受けられず，痛ましい児童虐待に至ってしまうことのないよう，妊娠・出産・育児まで親子を切れ目なく支援するとともに，保健・医療・福祉・保育・教育など親子に関わる多くの機関の連携をはかることを目的として，2024 年から「**子ども家庭センター**」が設置された（図１－３）。

図１－３
子ども家庭センターによる利用者への支援
（「こども家庭センターの設置とサポートプラン」こども家庭庁）

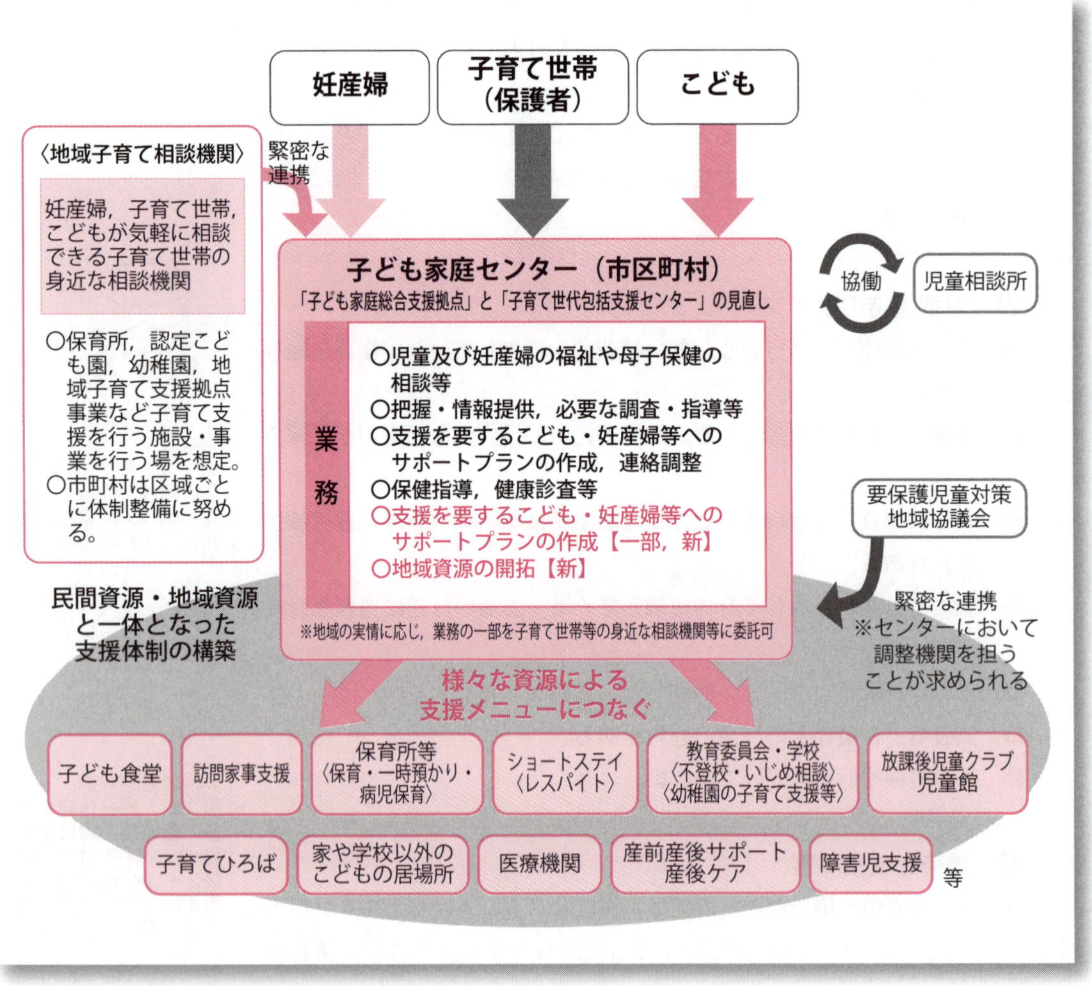

すべての妊産婦・子育て世帯・こどもに対して母子保健及び児童福祉に関する包括的な支援を行う「こども家庭センター」を設置することが市区町村の努力義務となり，虐待のリスクの有無にかかわらず，すべての妊産婦・乳幼児を支援する。これにより，ストレスを抱えて虐待のリスクが高い人たちに，どの時点でも支援の手を差し伸べることができる。

❷ 虐待発生時の対応

虐待を受けている子どもを早期に保護し，支援を必要としている家庭に手を差し伸べるためには，関係機関の連携が必要である。地方自治体は**要保護児童対策地域協議会（子どもを守る地域ネットワーク）**を設置し情報交換や協議の場を設けるとされている。

保育所保育指針にも協議会の運用が推奨されている。

図１－４
要保護児童対策地域協議会の概要

（厚生労働省）

果たすべき機能

支援対象児童等の早期発見や適切な保護や支援を図るためには，
・関係機関が当該児童等に関する情報や考え方を共有し，
・適切な連携のもとで対応していくことが重要
であり，市町村において，要保護児童対策地域協議会を設置し，
① 関係機関相互の連携や役割分担の調整を行う機関を明確にするなどの責任体制を明確化するとともに，
② 個人情報の適切な保護と関係機関における情報共有の在り方を明確化することが必要

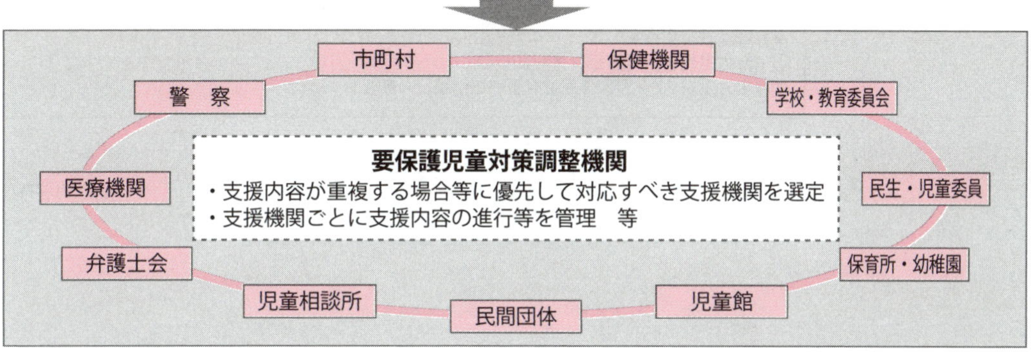

		平成 25 年度	平成 27 年度	平成 28 年度
設置している市町村数（※）		1,722（98.9%）	1,726（99.1%）	1,727（99.2%）
登録しているケース（うち児童虐待）		178,610（84,917）	191,806（92,140）	219,004（97,428）
調整機関職員数	① 児童福祉士と同様の専門資格を有する職員	1,586	1,800	1,663
	② その他専門資格を有する職員	3,091	3,873	3,403
	③ ①②以外の職員（事務職等）	3,556	3,647	2,967
	④ 合　計	8,233	9,320	8,033

※平成 25，27，28 年度：４月１日時点
【出典】平成 27, 28 年度：厚生労働省雇用均等・児童家庭局総務課調べ，平成 25 年度：子どもを守る地域ネットワーク等調査（平成 25 年度調査）

やってみよう

❶ 2017（平成 29）年*，厚生労働省の人口動態統計から，年齢別（5歳階級）死因順位を調べ，下記の表の空欄に記入しましょう。

＊ 2017 年のものでなくても構いません。その場合は死因順位が変わっていることがあるので注意しましょう。

❷ 死因順位の表から，保育所等で保育をするとき，どんな知識が必要か考えてみましょう。

例：乳児の保育をするときは呼吸の観察の方法を知っている必要がある。

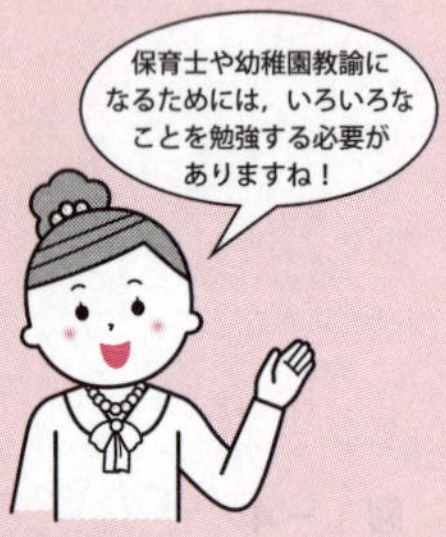
保育士や幼稚園教諭になるためには，いろいろなことを勉強する必要がありますね！

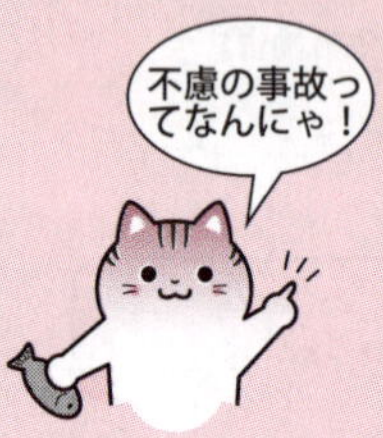
不慮の事故ってなんにゃ！

	1位	2位	3位	4位	5位
0歳	先天奇形等	呼吸障害等			出血性障害等
1～4歳	先天奇形等				
5～9歳			先天奇形等		その他の新生物〈腫瘍〉

●参考文献・図書●
①子育て世代包括支援センター HP
②厚生労働省 HP「要保護児童対策地域協議会の概要」

（濱口典子）

第２章
子どもの身体的発育・発達と保健

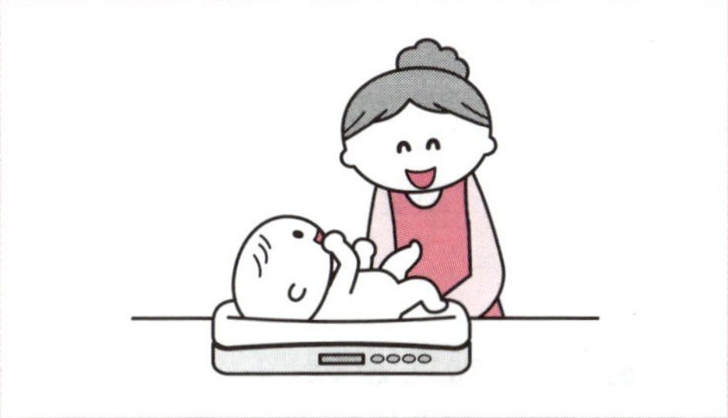

1　身体発育及び運動機能の発達と保健

1　生物としての人の成り立ち

1　受精と着床

卵子と精子は卵管内で合体し受精卵となる。受精卵は卵管内を移動しながら細胞分裂を繰り返し，桑実胚，胚盤胞となる。約６日で子宮内膜に着床を開始し，約５日かけて完了する（図２－１）。

着床後約１週間（妊娠３週）～８週	胎芽期すなわち，眼・耳などの器官の原基が形成される時期であり，風疹ウイルスなどの感染により，先天性の奇形が生じやすい
妊娠 15 週	外性器から男女の区別が可能となる
妊娠 19 週	皮下脂肪が沈着し始め，母親が「胎動」を自覚する
妊娠 22 週以降 37 週未満の出生	早期産という
妊娠 37 週	皮下脂肪が発達する
妊娠 37 週以降 42 週未満の出生	満期産という

図２－１
受精卵の発育

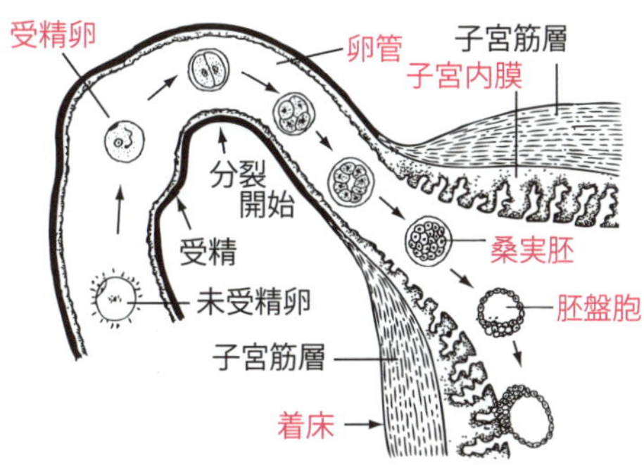

❷ 胎 芽 期

受精後３週から８週をいう。主な臓器や組織の原型が完成する。この時期に催奇形因子（アルコール，タバコ，放射線，薬剤，ウイルスなど）にさらされると奇形や流産を引き起こしやすい。

❸ 胎 児 期

受精後９週目以降出生までをいう。前半で身長が伸び，後半で体重が増える。

❹ 成 熟 児

体重 3,000 g，身長 50cm，頭囲は 33cm 前後である。

皮膚はピンク色で頭髪は２～ 3cm，爪は指先まで伸びている。

2 器官の成立週数

各器官の成立する時期を図２－２に示す。ここに示した時期に何らかの外因が作用すると奇形となりうる。

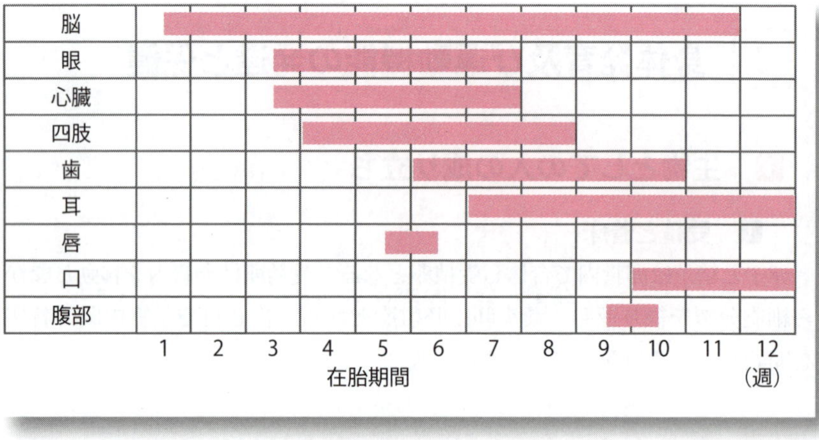

図２－２
器官の成立週数

（Bickenbach）

3 乳幼児期の身体発育の概要

❶ 体 重

新生児期にいったん減少するが，７～ 10 日で出生体重に復帰する。これを「**生理的体重減少**」という。減少は出生体重の４～５％程度である。

この後体重は増え続け，生後３～４か月で出生時の約２倍，１年で３倍になる。

幼児期には増加率は安定し，３～５歳では年間 1.5kg の増加となる（表２－１）。

年・月齢	出生時	０年３～ ４月未満	１年０～ １月未満	２年０～ ６月未満	４年０～ ６月未満	６年０～ ６月未満
男子	2.98	6.63	9.28	12.03	15.99	20.05
女子	2.91	6.16	8.71	11.39	15.65	19.66

（kg）

表２－１
体重の身体発育値（平均値）

（厚生労働省：乳幼児身体発育調査　2010）

❷ 身　長

生後１年は生涯で最も伸び率が大きく，出生時の 1.5 倍になる。

幼児期は１年間に７cm の伸びとなる。年間の伸びが４㎝以下のときは何らかの**成長障害**があると考える。逆に突然成長が促進したときもホルモン分泌の異常などを疑う必要がある。

成長障害：
図３－14（p.68）参照

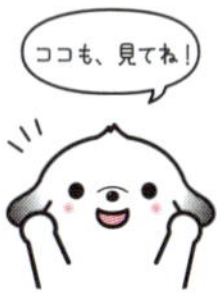

❸ 頭囲，胸囲

出生時の頭囲は胸囲よりやや大きい。生後１か月で頭囲と胸囲はほぼ等しくなり，２歳以降に胸囲が頭囲を上回る（図２－４ⒸⒹ）。

❹ 大 泉 門

乳児期は頭蓋骨は癒合しておらず，左右の前頭骨と頭頂骨で囲まれたひし形の隙間を大泉門という。生後１年半でこの隙間はなくなる（図２－３）。

大泉門は頭蓋骨の中の圧（脳圧という）を反映する。脳圧が高い（水頭症，脳炎，頭蓋内出血など）と膨隆し，脳圧が低い（脱水症など）と陥没する。骨の成長が妨げられる疾患（先天性甲状腺機能低下症など）では大泉門の閉鎖が遅れる。

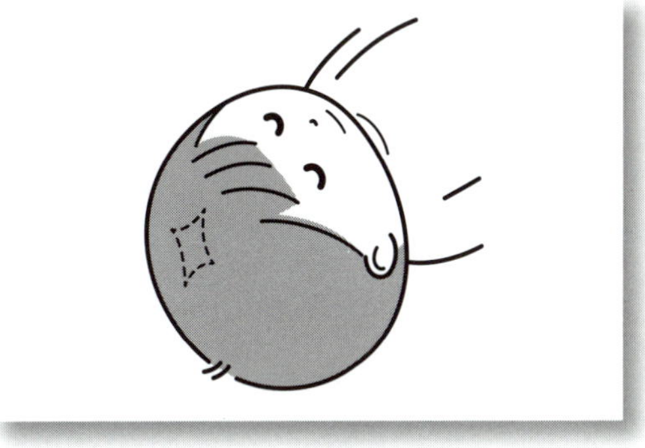

図２－３
新生児の大泉門

❺ 体　型

身長と頭長の比は出生時４：１であるが，２歳で５：１，６歳で６：１，12 歳で７：１，成人で８：１になる。

幼児期は腹部は膨隆し，前に突出している。

学童期～思春期の成長：
安定した成長を示すが，思春期になると身長の伸びが急速に大きくなる。成長のスパートという。女児のほうが男児より早く思春期を迎えるため，スパートも早く始まる。したがって 10 ～ 12 歳では身長・体重の平均は女児が男児を上回る。

4 発 育 曲 線

子どもの発育には個人差があるが，特に乳幼児期の発育は出生体重や栄養法，子どもの状態により変わってくる。出生体重の小さい子どもと大きい子どもを同じ月齢で単純に比較しても正しい発育の評価はできない。

発育曲線のグラフ上に個々の発育状況を記録していくことで，正しく，かつ保護者にも分かりやすい発育の評価をすることができる。

発育曲線には，パーセンタイルを用いた乳幼児身体発育曲線と，標準偏差を用いた方法がある。

パーセンタイル：
全体を 100 として小さい方から数えて何番目になるかを示す「身長が 3 パーセンタイルの人」は「100 人のうち小さい方から数えて 3 番目」となる。

標準偏差：
平均値からのばらつきの大きさを示す。

1 乳幼児身体発育曲線（図 2 − 4）

厚生労働省が 10 年ごとに実施している全国発育調査によって作成された発育曲線であり，母子健康手帳に掲載されている。

乳幼児身体発育曲線はパーセンタイルで表現されており，3 パーセンタイルから 97 パーセンタイルの帯の中に 94％の子どもが入るように作成されている。

もっとも変化の大きい出生から 1 歳までのグラフが 1 歳から 6 歳までのグラフと分かれており，きめ細やかな評価が可能である。

特に体重については，次項の標準偏差を用いた曲線より正確な評価ができることから，幼児期の発育評価としてはもっともよく利用されている。

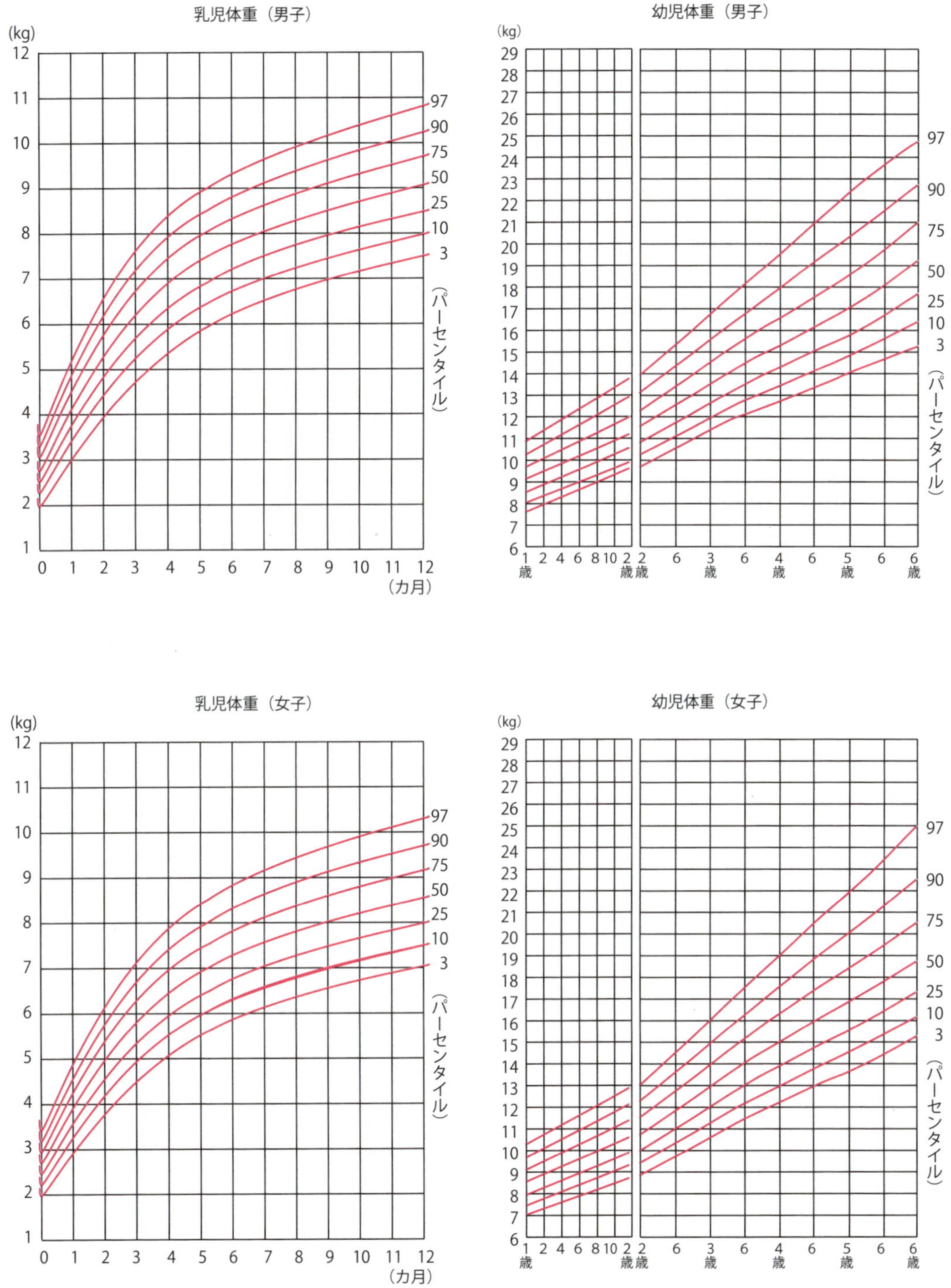

図２－４Ⓐ　乳幼児身体発育曲線（体重）

（厚生労働省雇用均等・児童家庭局「平成 22 年乳幼児身体発育調査報告書」（2010））

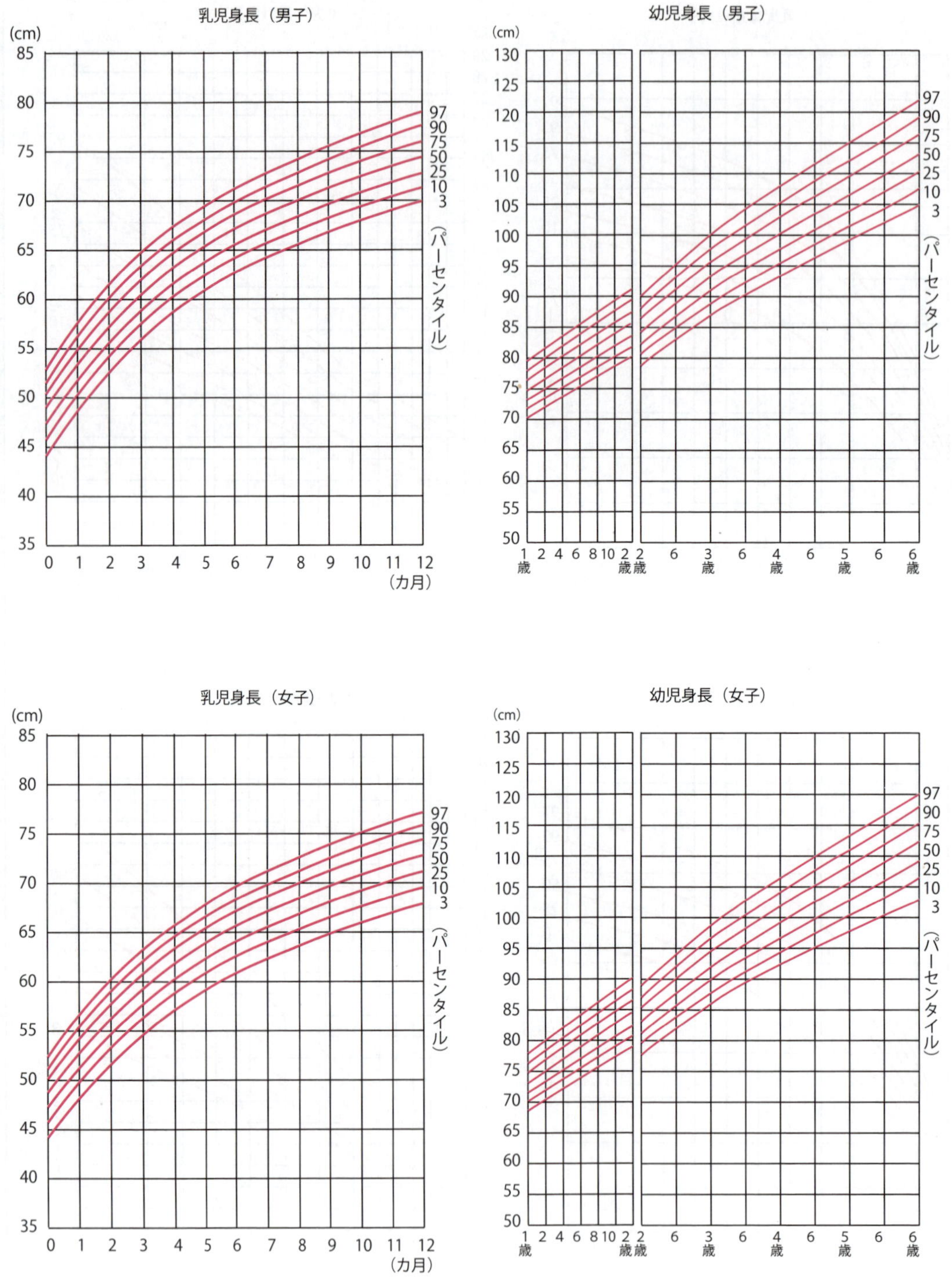

図２－４Ⓑ　乳幼児身体発育曲線（身長）

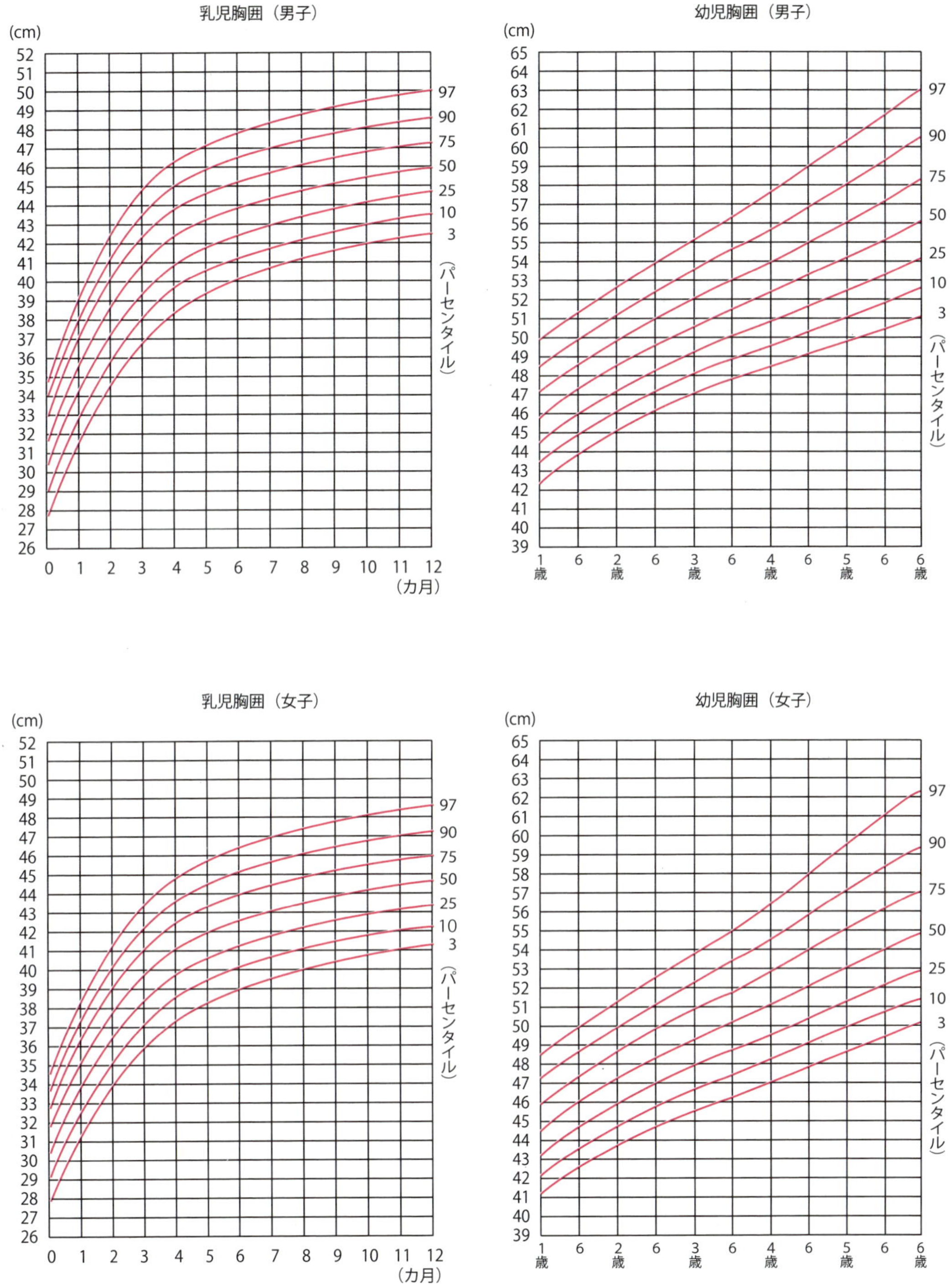

図２－４©　乳幼児身体発育曲線（胸囲）

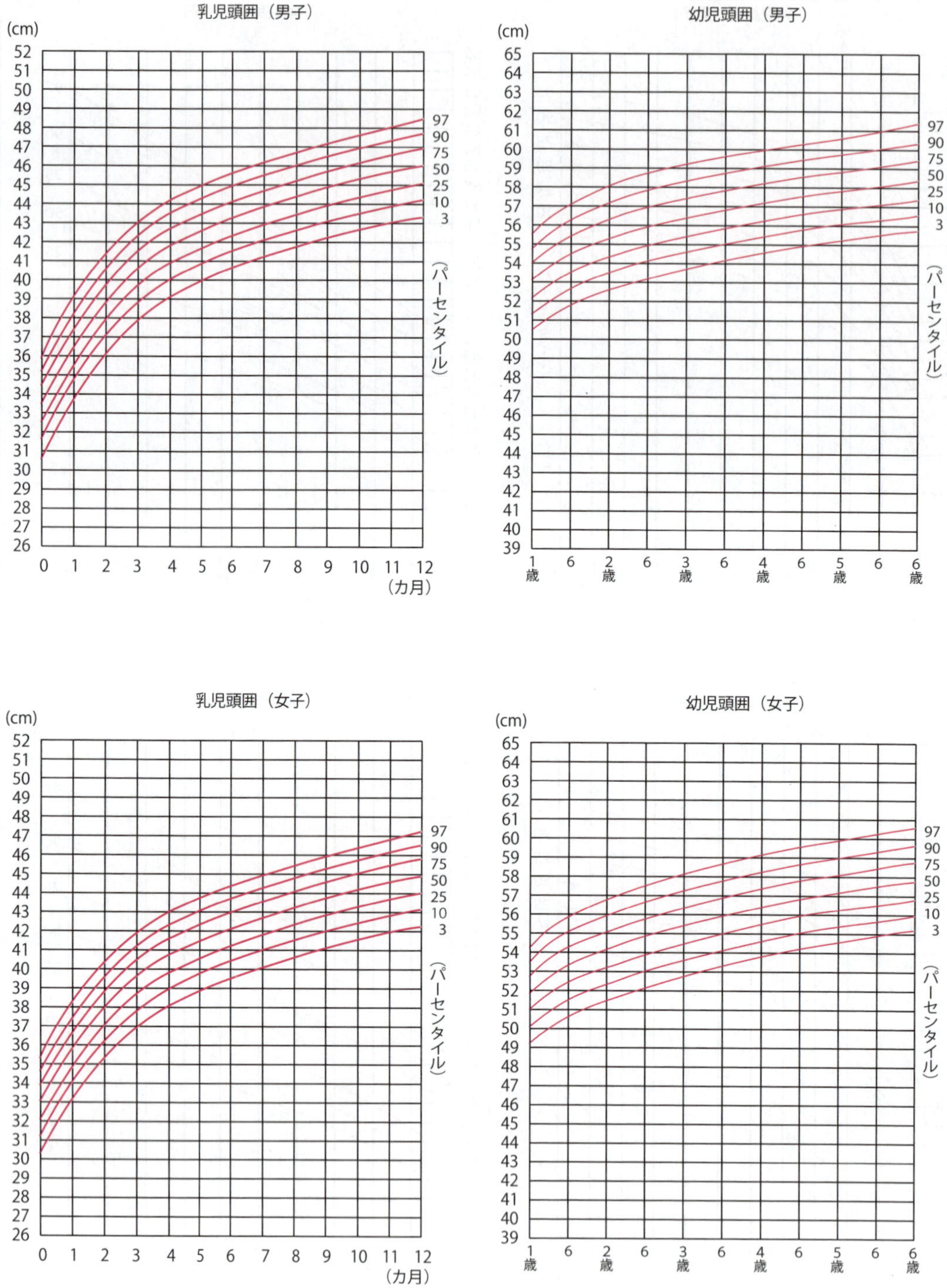

図２－４Ⓓ　乳幼児身体発育曲線（頭囲）

❷ 標準偏差を用いた発育曲線（図２－５）

医学的な低身長の診断は標準偏差（standard deviation SD）を用いて判定される。－２SD 以下が低身長である。

－２SD 以下の身長の子どもは全体の 2.3％であり，前項の乳幼児身体発育曲線の３パーセンタイル以下とほぼ同等となる。

前述したように，標準偏差を用いた体重の評価は正確とはいえないため，パーセンタイルを用いるほうがよい。

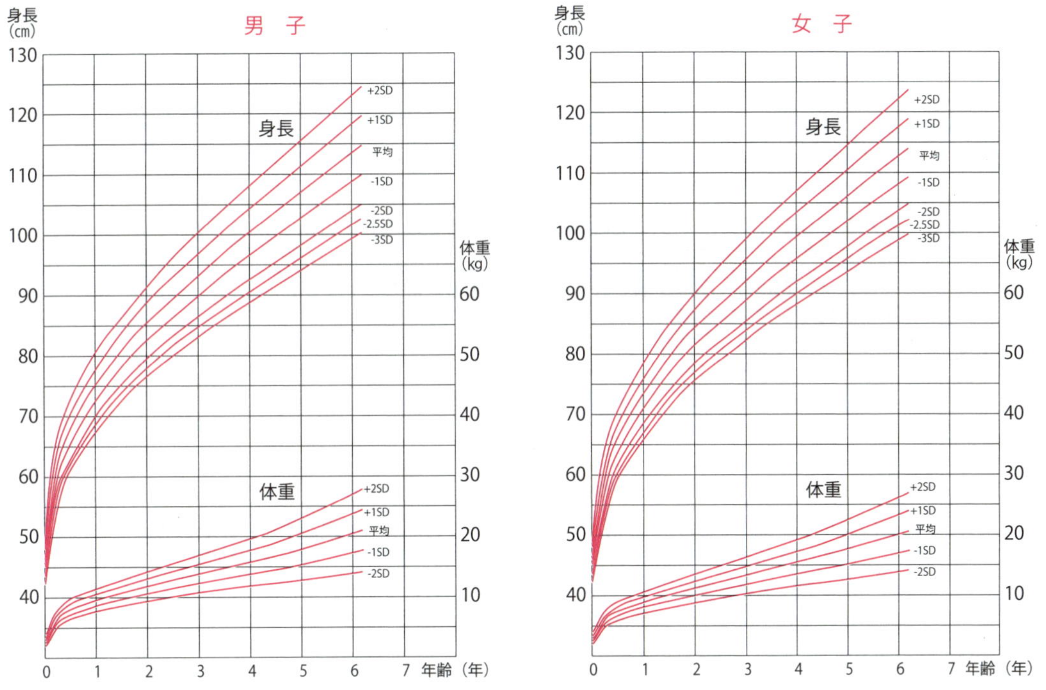

図２－５　横断的標準身長・体重曲線（男子・女子）（０～６歳）

（厚生労働省「平成 12 年乳幼児身体発育調査報告書」および文部科学省「平成 12 年度学校保健統計調査報告書」のデータをもとに作成）

５ 運動機能の発達（表２－２）

❶ 粗大運動（全身を使う運動）

乳幼児期早期の運動発達の評価は大切である。運動発達の遅れ（４か月を過ぎても首がすわらない，１歳半を過ぎても歩かない，など）は知的発達の遅れを伴うことも多いからである。

運動発達の遅れから全身性の筋や神経の疾患が発見されることもある。

運動発達には個人差が大きい。例えば，ひとり立ちができる標準の時期は１歳（表２－２）であるが，90％の子どもがひとり立ちできるのは 14 か月

（1歳2か月）である（表2－3）。

またはいはいをせず，座ったままの姿勢で移動する「シャフリングベビー」もいる。その後はつかまり立ち，ひとり立ちへと進み，異常ではない。

従って，運動発達は個々の運動単独で判断せず，総合的に評価する必要がある。

表2－2
運動機能の発達

生後1か月	• 仰向けに寝かすと，四肢を軽く曲げ，膝は床に着かない。手は軽く握る。 • 仰向けで顔を左右いずれかに向けると，顔を向けた側の手足が伸び，反対側の手足が内側に曲がる姿勢をとる。これを非対称性緊張性頸反射という。 • うつ伏せでは顔は左右どちらかを向き，手足は曲げる。腰が丸まって臀部が頭より高くなる。 • 両脇を支えて立たせると，短時間であるが両足を伸ばして身体を支えようとする。これを陽性支持反射という。さらに身体を前方に傾けると足を交互に前に出す。これを歩行反射（自動歩行）という。 ★フロッピーインファント：神経や筋の異常から筋の緊張が低下している児。寝かせると四肢がだらんと床についている。身体の動きも少ない。
生後2か月	• 手を口に持っていく。 • 非緊張性頸反射が弱まり，左右対称の姿勢を取るようになる。 • うつ伏せで瞬間的に顔を上げることができる。
生後3か月	• 首がすわってきて，うつ伏せでは顔を持ち上げることができる。 • ガラガラをしばらく握っていることができる。
生後4か月	• 首は完全にすわる。顔は正面を向く。両手を顔の前にもってきて遊ぶ。 • 手に触れたものをつかむ。 • うつ伏せで顔をベッドから 45～90 度あげる。 • 半分寝返ることができる。 ★この頃，偶然，仰向けからうつぶせに寝返ることがある。しかし自力で仰向けにはなれないので窒息のリスクがある。赤ちゃんの顔まわりに布や柔らかいクッションが置いてあるとさらに危険である。
生後5か月	• 寝返りをうつ。自分の足をつかんで遊ぶ。腰を支えると座れる。
生後6か月	• お座りができる。手のひらを床につけて腕を伸ばして身体を起こすことができる。 • 一方の手から他方の手へおもちゃを持ちかえる。手を伸ばしてものをつかむ。
生後7か月	• うつ伏せで片手で体重を支え，もう一方の手でおもちゃがとれる。 • 背筋を伸ばしてお座りができる。
生後8か月	• はいはいをする。お座りの姿勢で横のものがとれる。
生後9か月	• つかまり立ちができる。 ★立てるようになると，手が届く範囲が非常に広がる。机の上のものを口に入れたり，机に置いたポットの熱湯を浴びる危険性が生じるなど，事故のリスクがあがるので，環境を整備するとともに家族にも注意喚起する。
生後10か月	• すわった姿勢からつかまり立ちができ，つかまり立ちから一人で座れる。
生後11か月	• つたい歩きをする。
1歳	• ひとり立ちをする。
1歳6か月	• 安定して歩く。手を引くと階段を登る。
2歳	• 走る。両足でピョンピョンとぶ。ボールをける。
3歳	• 足を交互に出して階段を登る。三輪車に乗れる。とびおりられる。片足立ちができる。
4歳	• 片足とびができる。
5歳	• スキップができる。

● 90％の子どもができるようになる月齢

運　動	月齢（か月）
首のすわり	4
寝返り	7
座位	8
つかまり立ち	10
つたい歩き	13
一人で立つ	14

運　動	月齢（か月）
一人歩き	15
つかまって階段昇降	24
片足立ち	48
片足跳び	60
スキップ	72

表２－３
子どもができるようになる月齢

❷ 微細運動（手指を使う運動）

目と手が協応（連携）して行う細かい手先の動きのことである。表２－４に物のつかみ方の発達を示した。

生後５か月以降にものがつかめるようになると、寝返りができることもあっていろいろな物をつかんで口に持っていく。誤嚥、誤飲が急増する。

７～８か月以降はさらに小さな物をつかめるため、窒息やタバコの誤飲が起こりうる。

直径 3.2 ～ 3.5㎝より小さな物は窒息の原因となるので、タバコやその吸殻もあわせて子どもの手の届くところには置かないようにする。

事故予防についての家族への啓発も重要である。

表２－４
細かい手先の動き

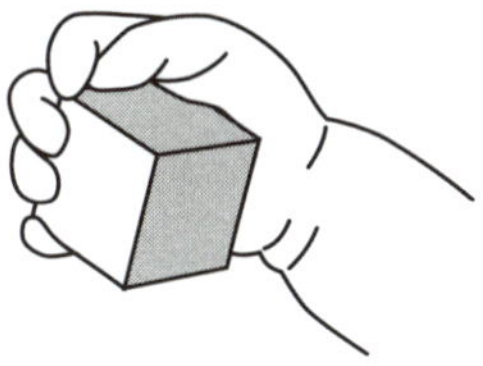	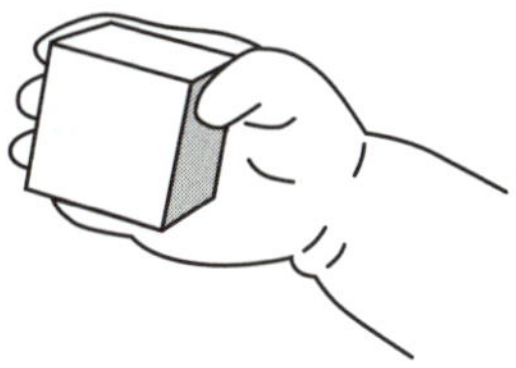	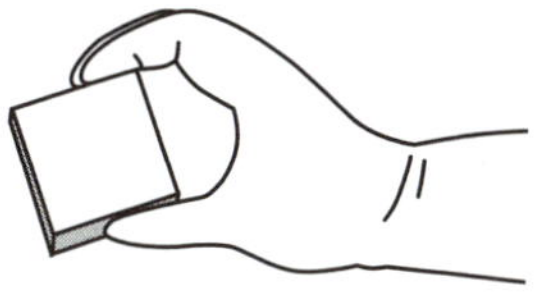
5か月 ①手のひら全体でつかむ。おもちゃに手を伸ばす。	**6か月** ②手全体でつかむ。手から落としたおもちゃをまたつかむ。	**7～8か月** ③親指，人差し指，中指でつかむ。
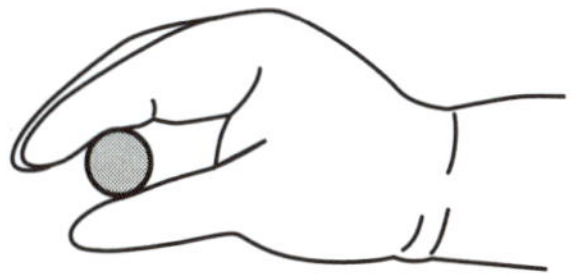	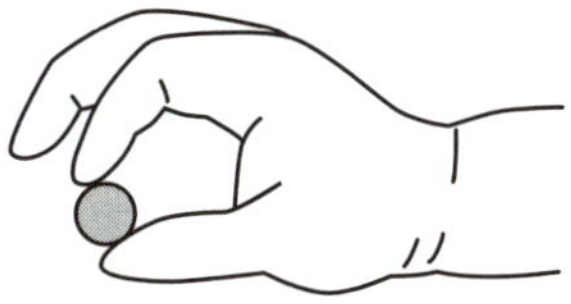	
9～10か月 ④親指と人差し指ではさみ持ちする。	**11～12か月** ⑤親指と人差し指でピンセットつまみができる。	

2 生理機能の発達と保健

子どもは単なる大人のミニチュアではなく，子ども独特の機能，特性を持っている。子どもの生理機能の特性を理解することは，健康の正しい評価や異常の早期発見に役立つ。

1 呼吸機能の発達

1 胎児期・新生児期の呼吸機能

胎児は酸素の供給を肺からではなく，胎盤を介して受ける。胎児の肺は肺胞液（羊水）に満たされている。

新生児は娩出後，第１吸気によりはじめて空気が肺胞内に流入し，ついで産声とよばれる第１呼吸を始める。第１呼吸が開始されるのは，産道通過時の胸郭圧迫からの開放による肺の拡張，血中酸素濃度の低下，血中炭酸ガス濃度の上昇，皮膚に対する寒冷刺激などが呼吸中枢を刺激するためと考えられる。自発呼吸を繰り返すうちに肺は十分拡張し，肺内に残った羊水も吸収される。

2 子どもの呼吸形式

呼吸運動は主に横隔膜と肋間筋により行われる（図２－６）。

新生児・乳児は横隔膜による腹式呼吸が主であり，２歳頃より肋間筋を用いた胸式呼吸が加わった胸腹式となり，７～８歳頃より胸式となる。

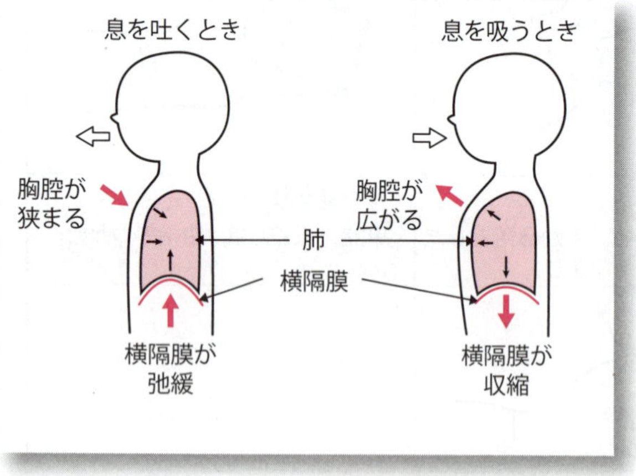

図２－６
呼吸のしくみ

乳児期はおなかが張った状態では横隔膜の動きが制限されるため，呼吸が苦しくなることがある。

また乳児期は鼻が詰まったときに口呼吸へ切り替えることができず，呼吸困難となる。

呼吸数は新生児で毎分 40 ～ 50，乳児で 35，幼児で 25，学童で 20，成人で 15 である。

2 循環機能の発達

胎児期は胎盤を通じて酸素が供給されるため，肺に血液を送る必要がない。そのため心臓から肺へ向かう経路は，**卵円孔**と**動脈管**のバイパスを通って体へと向かう。出生により呼吸を開始すると卵円孔と動脈管が閉鎖し，肺への

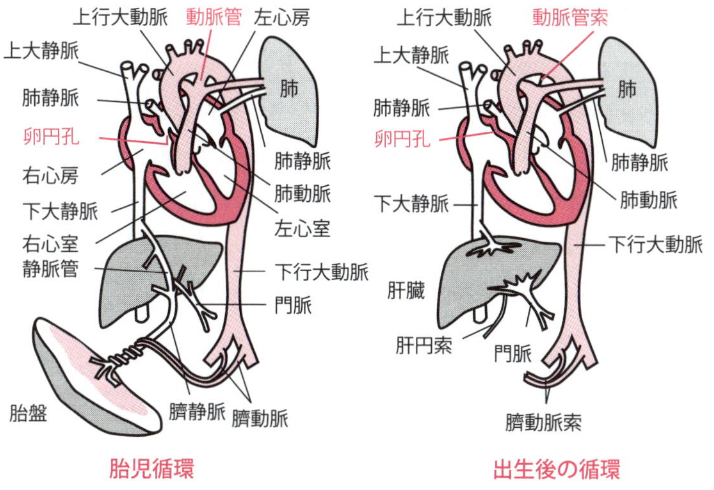

図２－７
胎児循環と出生後の循環

循環が始まる（図２－７）。

各年齢における脈拍数と血圧の目安は表２－５，表２－６の通りである。なお子どもの血圧を測るときは，年齢に合った幅の圧迫帯（マンシェット）を用いないと正しい値が得られない。

表２－５（左）
脈拍数の目安

年　齢	脈拍数
新生児	140
乳　児	120
幼　児	110
学　童	90
12 歳	80

（回／分）

表２－６（右）
血圧の目安

年　齢	最高血圧	最低血圧
新生児	90	75
乳　児	90	60
幼　児	100	65
学　童	110	70
12 歳	115	75

（mmHg）

❶ 血　　液

胎児期は相対的に低酸素状態のため，酸素を運搬する赤血球は 550 ～ 600 万／μℓと多いが，呼吸開始後は急速に減少する。壊れた赤血球から出たビリルビンにより一過性の黄疸（おうだん）が見られ，これを**生理的黄疸**と呼ぶ。赤血球は生後３か月には 350 ～ 400 万／μℓと最低になる（乳児生理的貧血）が，その後増加し，１歳で 450 万／μℓ，10 歳で成人と同じ 500 万／μℓとなる。

白血球は出生時 20,000 ／μℓと多く，以後年齢とともに減少するが，小児期を通して成人よりは高値である。白血球の種類では，新生児は**好中球**（こうちゅうきゅう）増多であるが，乳幼児期にリンパ球が増加し，４歳頃両者の比が１：１となり，以後ふたたび好中球増多の成人値に近づく。

1μℓ（マイクロリットル）：
$\frac{1}{100}$万リットル＝ 0.001mℓと同じ。

白血球・好中球：
白血球は細菌などの異物の身体への侵入に対して身体を守る働きをしている。好中球はその中の１種類で，病原体を飲み込み（貪食という）分解し感染症を防いでいる。

3 免疫機能の発達

体内に侵入した病原体や異物（これを「抗原（こうげん）」という。）を排除するシステムを免疫（めんえき）というが，この時に作られるタンパク質が免疫グロブリン（抗体）である。免疫グロブリンのうちIgGは胎盤を通じて胎児に移行し，乳児期早期の感染防御に寄与（きよ）する。しかし母親由来のIgGは生後4～5か月で消失するため，その時期から感染症にかかりやすくなる。なお母乳中にはIgAが含まれ，とくに初乳（しょにゅう）には高濃度に存在する。母乳栄養により感染症のリスクは減少する。

補体（ほたい）は免疫グロブリン同様，免疫に重要な役割を持つ血中のタンパク質で，新生児期は成人の約半量であるが，生後急速に発達し3～6か月で成人値になる。

好中球の機能はおおむね成人に近い貪食能（どんしょくのう）を持っている。

4 消化機能の発達

1 哺乳行動

新生児は原始反射である探索反射（たんさく）（頬や口をなでるものを探す。）や捕捉反射（ほそく）（唇やその周りに触れたものを口にくわえる。），吸啜反射（きゅうてつ）（口の縁に触れたものを吸う。），嚥下反射（えんげ）（口の中にある液体を飲み込む。）により哺乳が可能となる。これらの原始反射は3か月ぐらいで消失し，自発的な哺乳（ほにゅう）行動となる。

原始反射：
生まれながらにして持っている反射であり，ある刺激に対して意志には関係なく起こす動きである。

2 胃・食道

乳児期早期には食道下部の括約筋（かつやくきん）が未発達であることと成人に比べて胃が縦長であることから，胃から食道へ逆流しやすく授乳後の溢乳（いつにゅう）となる。

摂取した乳汁は胃酸とペプシンによりカゼインが凝固（ぎょうこ）して「カード」という凝固物になる。

また乳児は脂肪の分解に必要なリパーゼの活性が低いが，母乳中には胆汁酸刺激性リパーゼが含まれており，脂肪の消化を活発にする。

溢乳：
乳をはき出すこと。乳児は胃からの逆流を防ぐ機能が未発達なため起こりやすい。病気による嘔吐とは区別される生理現象である。

カード：
最近の粉ミルクもソフトカード化されて消化されやすくなっている。

3 小　腸

新生児の小腸の長さは成人の約半分であるが，4歳までに成人の長さに達する。出生後数週間は小腸上皮（じょうひ）細胞の結合がゆるく，充分に加水分解されないタンパク質が抗原性を保持したまま血液中に吸収され，食物アレルギーを引き起こすことがある。

❹ 大　腸

大腸の働きは水分の吸収と排泄物の貯蔵である。**胃・大腸反射**は胃に食物が入るとその刺激で大腸の内容物が一気に直腸に送られ，便意を催すことをいう。胃・大腸反射は特に胃の内容がほとんど空のときに食べる朝食時に最も強く起きるので，きちんと朝食をとること，朝食後に排便習慣をつけることが便秘の予防には大切である。排便をがまんし，直腸に絶えず便がたまった状態が続くと便意を感じにくくなる。さらに直腸では便から水分が吸収されてしまうため，便が固くなり排便そのものも困難となる。

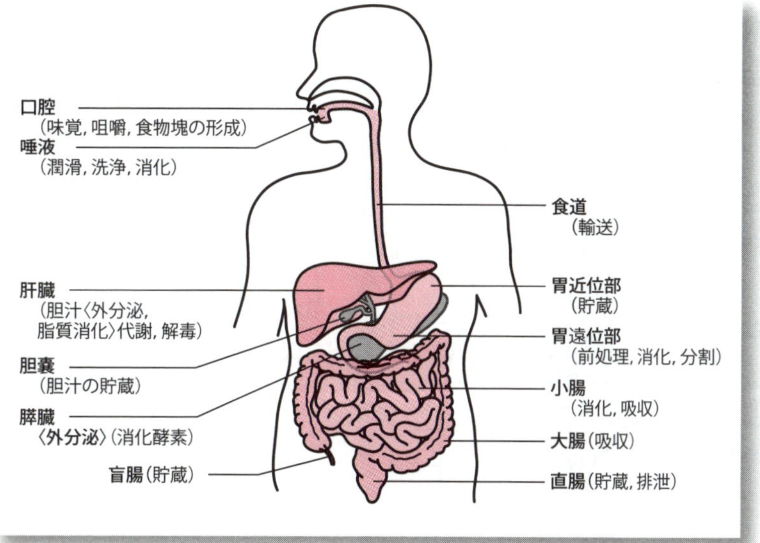

図２－８
消化器系臓器

❺ 肝　臓

肝臓は代謝（たいしゃ），解毒（げどく），胆汁生成の３つの機能を持っている。代謝とは吸収された栄養素を分解して貯蔵し，必要に応じてまた再合成して放出することをいう。

たとえば糖質は肝臓にグリコーゲンとして貯蔵され，必要時に分解されブドウ糖となって血中に放出される。小児ではグリコーゲンの貯蔵量が少なく，また，グリコーゲンの分解が適切に行われないために低血糖になりやすい。

胆汁は肝臓で作られ脂肪の消化・吸収を助ける働きを持っていて，肝臓から総肝管を通って胆のうに入り濃縮される。胆汁は食事をすると十二指腸へ分泌される。便の色が黄～黄褐色になるのは胆汁に含まれるビリルビンによるものであり，**胆汁の流れ**が悪くなると便の色は白色となり，胆汁が肝臓にたまって肝障害を起こす。

胆道閉鎖症：
先天的にあるいは生後早期に何らかの原因で肝臓から十二指腸への胆汁の流れが滞り，重い肝障害，さらには肝硬変となる。白色便が早期発見，早期治療のカギとなる。

❻ 膵　臓

膵臓は膵液を分泌して食べ物の消化する働きと，血糖を調節するホルモン（グルカゴンとインスリン）を分泌する働きを持っている。

血糖を低下させるホルモンは体の中で唯一インスリンのみであるので，膵臓での分泌が不十分であると血糖が著しく高くなる。１型糖尿病（若年性糖尿病，インスリン依存性糖尿病ともいう）は小児期に多く発症する糖尿病で，膵臓のインスリンを作る細胞（ランゲルハンス島のβ細胞）が免疫の異常で破壊され，インスリンが分泌できなくなる病気である。

5 尿排泄機能の発達

尿は腎臓で作られ，尿管，膀胱（ぼうこう），尿道をへて排泄される（図2－9）。

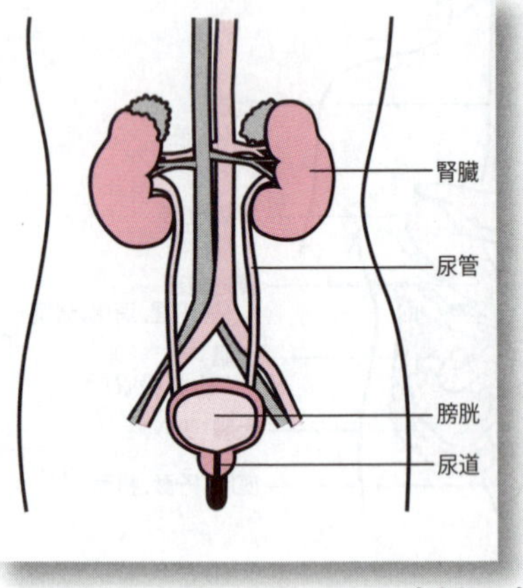

図2－9
泌尿器系臓器

1 腎　臓

腎臓の働きの一つに体の水分量の調節がある。水分摂取量が少ないときは尿を濃縮させ水分のロスを減らす一方，水分摂取量が多いときは濃度の薄い尿（希釈尿）を出して水分バランスを保とうとする。小児では濃縮する機能が低く，乳児期は成人の約半分であり，幼児期後半で成人値に近づく。希釈力は生後２か月で成人値になる。従って幼児は水分摂取量が少なかったり，体温や環境温の上昇で皮膚からの水分ロスが増えても，尿量を減らすことができず，容易に脱水になりやすい。

小児の末期腎不全の原因に生まれつきの腎尿路奇形の占める割合は大きい。日本では３歳児健診で行われる検尿や学校検尿が普及しており，腎機能障害が進行する前に腎疾患が発見されて治療を開始するため，小児の末期腎不全の発生頻度はアメリカの３分の１以下である。

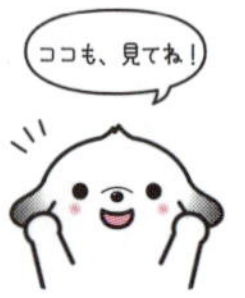

排尿回数：
表２－10「発達段階における尿・便の回数」(p.48) 参照

夜尿（おねしょ）：
第３章／3排泄の習慣／4おねしょ・夜尿（p.49）参照

2 排尿機能の発達

新生児は膀胱に尿がたまっても大脳まで情報が伝わらず，脊髄（せきずい）反射で排尿する。**排尿回数**は１日 20 回ぐらいである。１歳頃から尿がたまったと感じられるようになり，２，３歳で尿をまとめてしっかり出せるようになり，一日の排尿回数は６～８回になる。

夜尿（おねしょ）は年齢とともに減少するが，５歳では 15％，10 歳でも８％の子どもは週２，３回の夜尿がある。

6 水 分 代 謝

体内の水分は細胞の中にある細胞内液と血管や組織の間にある細胞外液に分けられる。水分量の体重に占める割合と１日に必要な水分量は表２－７に示したとおりである。年齢が低いほど体重当たりの必要な水分量が多くなる。

こどもの脱水症のサイン：
- ぐったりする。泣いても涙が出ない。口の中が乾いている。
- 尿量が減る。
- 皮膚の張りが悪くなる。
- 体重が減る。うとうとする。

表２－７
一日に必要な水分量

	乳　児	幼　児	学　童	成　人
総水分量	70	65	60	60
細胞内液	40	40	40	40
細胞外液	30	25	20	20
水分必要量 (ml/kg/日)	100～150	60～90	40～60	30～40

7 体温調節

子どもの体温は環境温，時間，運動，食事などで変動しやすく，また個人差も大きい。

医学的には 37.5℃以上を**発熱**というが，元気なときの平熱より１℃以上高いときや，ぐったりしている，機嫌が悪いなどの随伴（ずいはん）症状があるかで発熱かどうかを判断する。

発熱：
『子どもの健康と安全』第３章／2子どもに起こりやすい体調不良とケア／1発熱（p.38）参照

体温の高さと疾患の重篤さは必ずしも比例しない。しかし 42℃以上の発熱は体の機能異常を引き起こす危険性があり，**クーリング**をしっかりしつつ急いで医療機関を受診する必要がある。

● クーリングの仕方

医学的には太い動脈が通る「首のうしろ」「わきの下」「足の付け根」の３か所を冷やすことが有効である。おでこを冷やすのは解熱効果は低いが，発熱の不快感はとれる。熱のある機嫌の悪い子が前述のクーリングを嫌がるときは，ぬれたタオルで身体を拭くのもよい。いずれにせよ，子どもが寒気を訴（うった）えていないときは，薄着にして掛け物もタオルケット程度にすると熱がこもらず体温の上昇が抑えられる。

8 内分泌機能の発達

内分泌とは細胞から細胞にホルモンを介して情報を伝えるメカニズムのことをいう。何層もの調節機構を介して健康維持に関与している。

表２－８は，子どもの成長･発達に重要な役割を持つ主なホルモンである。

これらのうち副腎皮質（ふくじんひしつ）刺激ホルモンは電解質の調節や生命維持に，甲状腺ホルモンは脳や骨の発育に必要不可欠なホルモンであることから，**新生児マススクリーニング**の対象となっており，早期治療を可能としている。

表２－８
子どもの成長・発達に重要なホルモン

視床下部ホルモン	下垂体ホルモン	末梢ホルモン
• 副腎皮質刺激ホルモン放出ホルモン	• 副腎皮質刺激ホルモン	• 副腎皮質ホルモン（コルチゾール，アルドステロン，副腎性アンドロゲン）
• 甲状腺刺激ホルモン放出ホルモン	• 甲状腺刺激ホルモン	• 甲状腺ホルモン
• 性腺刺激ホルモン放出ホルモン	• 性腺刺激ホルモン	• テストステロン • エストロゲン • プロゲステロン
• 成長ホルモン放出ホルモン	• 成長ホルモン	

● 新生児マス・スクリーニング

新生児マス・スクリーニング：
第４章／図４－11「タンデムマス・スクリーニング」（p.98）参照

生後早期に治療を始めることで重い障害や生命の危機から子どもたちを守る母子保健事業であり，日本では 1977 年から始まった。生後５日目ごろに，かかとから針でついた程度のごく少量の血液を採取しろ紙にしみこませ，検査機関に郵送して検査する。採血に特別な技術を必要とせず，検体の輸送も簡便であるため急速に普及し，日本ではほぼ全ての子どもが対象となっている。

アミノ酸代謝異常症，糖代謝異常症，内分泌疾患の合わせて６疾患を対象に行われてきたが，タンデムマス検査の導入により，2018 年現在では 20 疾患に広がっている。

9 睡眠・覚醒リズム

❶ 年齢ごとの睡眠の特徴

睡眠：
第２章／③発達に即応した基本的生活習慣の形成／❶生活リズム形成における睡眠の意義（p.41）参照

新生児期の睡眠時間は 16 ～ 20 時間であり，昼夜のリズムは見られない。３か月頃から昼夜の区別が出現し，６か月頃からはっきりしてくる。

１～３歳の睡眠時間は 11 ～ 12 時間で，昼寝が 1.5 ～ 3.5 時間となる。３～６歳の睡眠時間は 10 ～ 11 時間で，昼寝はさらに減少し，多くは５歳頃にとらなくなる。

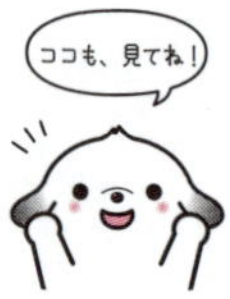

外界からの光刺激は睡眠リズムに影響を与える。子どものほうが大人より同じ明るさの光でも強く影響を受けやすいため，寝る前のスマートフォンやタブレットなどの利用が睡眠リズムを乱す可能性が高くなる。

● 乳幼児突然死症候群（Sudden Infant Death Syndrome：SIDS）

SIDS：
第４章／②保育の現場でよくある疾患／⓱乳幼児突然死症候群（p.99）参照

生まれたばかりの赤ちゃんはいろいろな機能が未熟であり，危険な状態から自分を守る機能も不十分である。SIDS はうつぶせ寝で寝かしつけると発症しやすいことが知られている。少なくとも２歳までは寝かしつけるときは仰向けで寝かせるようにすべきである。

10 感覚機能の発達

❶ 聴　覚

妊娠 29 ～ 31 週で耳の構造は完成し，音が聞こえるようになる。

新生児聴覚スクリーニング：
『子どもの健康と安全』第６章／❶主な母子保健対策と保育／❷母子保健対策（p.132）参照

子どもにとって，正常な聴力は正常な言語発達に欠かせない。先天的な聴力障害は 1,000 人に１～２人いるとされ，その早期発見のため**新生児聴覚スクリーニング**が近年普及している。新生児が生まれた施設で希望者に対して行われており，精度の高い検査である。ただし現状では全例が公費負担ではないため，公費負担で行われている新生児マススクリーニングほどの高い普及率には達していない。

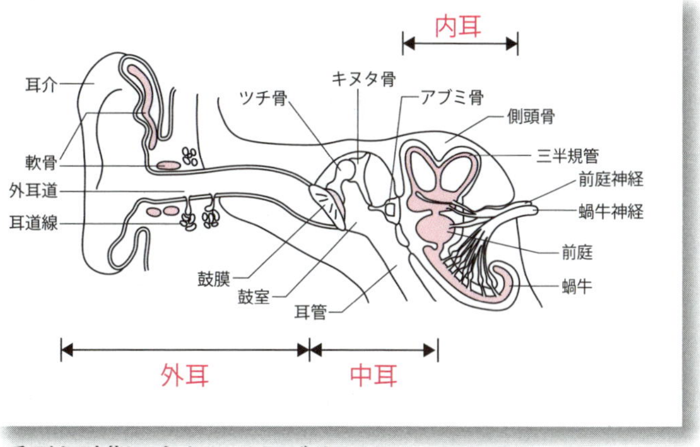

図２－10
耳の構造

❷ 視　覚

❶ 視　力

新生児期は 0.01 程度，１歳で 0.1 ～ 0.2，３歳で 0.6 ～ 1.0，５歳で 80％以上の子どもは 1.0 以上となる。

このように乳幼児期は視力が発達する重要な時期であり，テレビや DVD，特にスマートフォンやタブレットなどの小さな平面画面を長時間見ると視力の発達を妨げる恐れがある。視聴時間を大人がきちんと管理することが大切である。

日本小児科学会の提言：
日本小児科学会では言葉や社会性の発達に対するテレビ・ビデオの影響を考慮し，２歳以下の子どもにはテレビ・ビデオを見せないこと，授乳中や食事中はテレビをつけないことなどを提言している。

❷ 子どもの遠視

屈折異常のために網膜より後ろでピントが合う状態になっている。遠くも近くもぼんやりして見にくい状態のため，視力の発達も妨げられ弱視（じゃくし）になる可能性がある。

またピントを合わせようとする調節に伴って内斜視も合併（がっぺい）することがある。遠視を早期に発見し，メガネをかけることで弱視や内斜視（ないしゃし）を予防することができる。遠視の子どもは生まれつき見えにくさが当たり前になっているため，「見えない」とは訴えないので，３歳児健診や就学時健診での眼科検診をきちんと受けることが大切である。

❸ 仮性斜視（偽斜視）

子どもでは鼻根部（びこんぶ）が広がっているため，目頭の皮膚によって内側の白目の部分が隠れて目が内側によっているように見えることがある。フラッシュをたいてカメラ目線の写真を撮り，両眼の黒目の中の同じ位置にフラッシュの反射光が確認できれば仮性斜視の可能性が高い。

❸ 味　覚

新生児期から味を識別する能力はあるが，離乳食初期には食べ物の好き嫌いはない。３歳ごろまでに好き嫌いが決まってくるが，これには味そのものに加えて食行動も大きく影響するといわれている。食べたら吐いてしまった，無理やり食べさせられた，という経験がその食べ物を嫌う原因となりうるし，家族と楽しく食べた，一緒に調理をして食べた，などの経験から好きなものが増えていく。

なお，発達障害の子どもでは極端な偏食（へんしょく）が多くみられ，安易にこれを矯正しようとすることは発達障害の子どもに大きなストレスとなる。

❹ 触　覚

触覚は新生児期には十分発達している。しかし触覚で物を分別する能力は視覚情報の助けを得ながら発達する。つまり遊びながらさまざまなものを見て触れる中で触覚能力は発達していく。

❺ 嗅　覚

新生児期に母親の母乳をしみこませたガーゼと他人の母乳をしみこませたガーゼを置くと，母親のガーゼのほうに顔を向ける，ということが観察されており，新生児期から嗅覚が発達していることが分かっている。

11 神経機能の発達

❶ 神 経 系

新生児の脳重量は約 400g，３歳で 1,000g，５歳で 1,100 ～ 1,300g と成人脳重量の約 90％に達する。新生児の脳の構造はすでに成人とほぼ同じである。

神経細胞を接続するシナプスは乳児期に急激に増加し，生後６～ 12 か月をピークに減少する。その後は新生と淘汰（とうた）を繰り返す。

❷ 姿勢の発達

骨格，筋力，神経系の発達が正常であることで姿勢が保たれる。

したがって姿勢をよく観察することでこれらの異常を早期に発見することができる。

乳児期および幼児期早期の姿勢の発達を表２－９に示した。

● 歩行反射

脇の下で垂直に支えて足を床につけ身体を前へ少し傾けると，歩いているように足を交互に出す。「自動歩行」ともいう。生後６～８週で消失する。

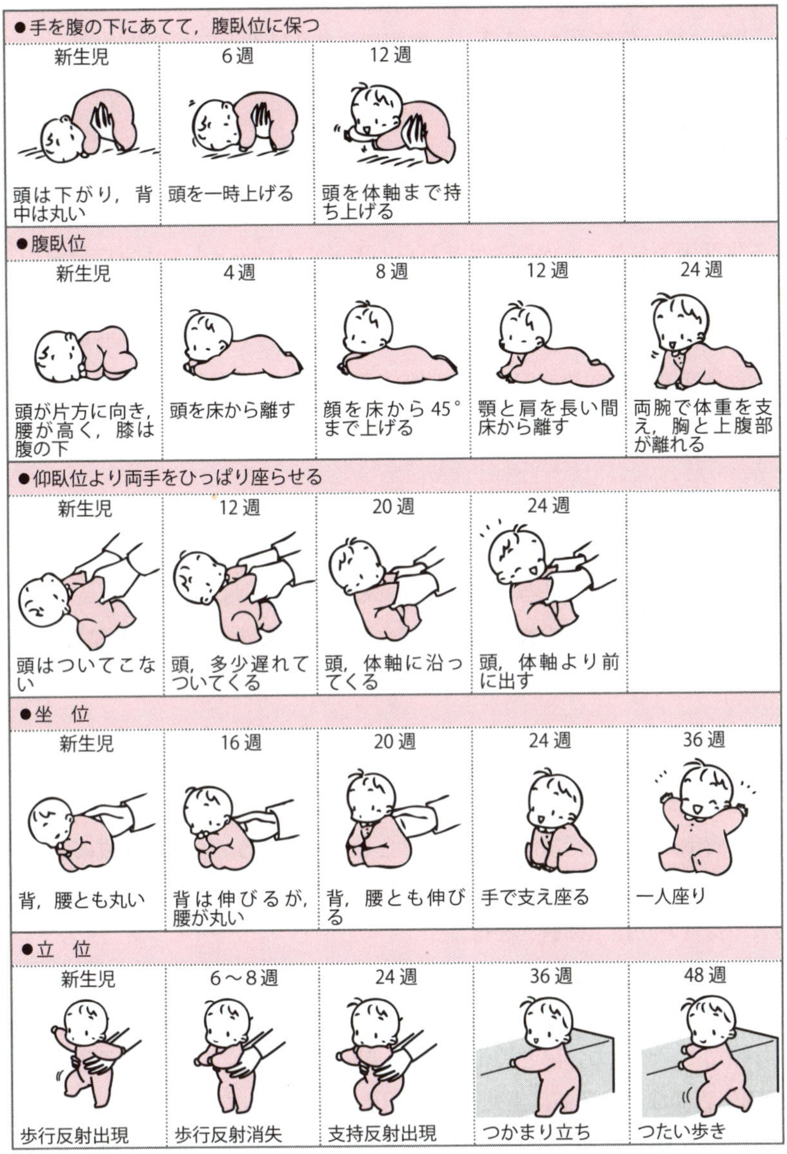

表２－９
姿勢の発達

（佐藤益子『新版子どもの保健Ⅰ』ななみ書房　2018　一部改変）

（濱口典子）

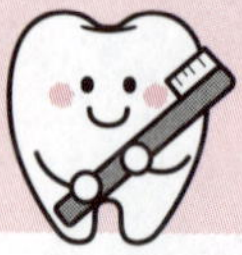

● コラム　《歯に強い保育士になろう》－乳歯の生える時期と口腔の発達編－

歯科医　平岩清貴

●乳幼児期の歯と口腔の発達

子どもは口腔の筋肉や歯，顎の骨などの正常な発育により口腔機能を獲得していく。しかし，発育や機能の発達を阻害する生活因子がある。保育者はそれらの因子により子どもの正常な発育や口腔機能の発達が阻害されないように見守る必要がある。

乳児期：この時期は口腔内を陰圧にして母乳を強く吸いやすいようになっている。この時期の指しゃぶりは哺乳にかかわる反射を次第に弱め，口の随意運動を促し離乳の準備となると考えられている。乳歯が生える時期には個人差があるが，通常は生後８か月頃に生え始め，２歳半から３歳頃に生え揃う。

幼児期前半（１-２歳頃）：最初の奥歯の第１乳臼歯が生えはじめる時期が離乳の完了期である。この時期に子どもは食べこぼしながら１口量の調整を覚えるが，噛む力はまだ弱く，歯の萌出状態をよく観察し，それに応じた食形態の乳児食を与える必要がある。

むし歯予防のために甘味飲料の摂取と就寝時の授乳習慣を控えることが必要である。離乳完了の頃には３回の食事を中心とした生活リズムが形成され，子どもは家族と食事することで食べ方・マナーを覚えていく。

幼児期後半（３-５歳頃）：３歳頃には第２乳臼歯が萌出し，乳歯の萌出が完了する。この時期は噛む力も高くなり，顎の発達のためによく噛む習慣をつけていくことが必要である。

箸を使う練習を行い，自然と食欲のわく生活リズムを作ることも必要である。乳歯列完成により食べられるものも増え，むし歯・噛み合わせに注意が必要となる。この時期からある程度自分で歯を磨かせ，その後保護者や保育者が仕上げ磨きを行う。

また，この時期には保育園・幼稚園での集団生活により発達が促され生活リズムが確立する。共食の機会が増えることで食事のマナー，食べ方などの体験が増える。食べ物の好き嫌いも見られるようになるが，ゆっくり噛んで，唾液の分泌と消化を促し，噛む力を育み，むし歯を予防する。頬杖や指しゃぶり，咬唇癖，舌癖などの習慣は歯列不正の原因となるので注意が必要である。また，口唇閉鎖が不完全な口呼吸の場合は口腔が不潔になりやすいので歯科医師に相談するよう指導する。

上の乳歯列

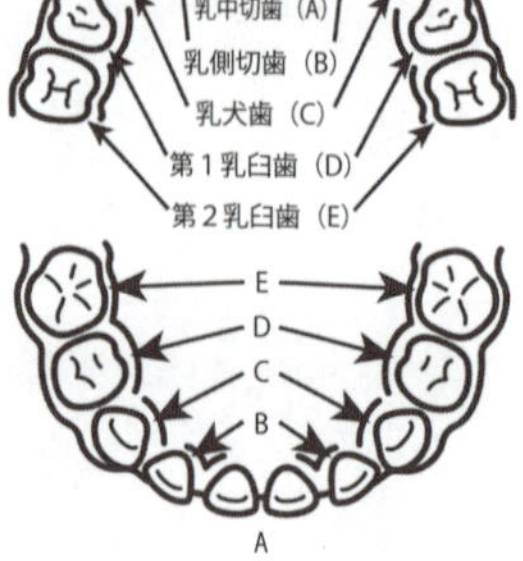

下の乳歯列

【乳歯が生える時期】
時期や順序には個人差がある。

- ８～９か月頃 ： 下の前歯
- 10か月頃 ： 上の前歯
- １歳頃 ： 上下の前歯４本ずつ
- １歳半頃 ： 奥の歯（第１乳臼歯）が生え,12本になる
- ２歳半～３歳頃 ： 20本すべてが揃う

3 発達に即応した基本的生活習慣の形成

保育所保育指針第1章には保育所保育に関する基本原則が述べられている。中でも保育の目標に明記されているように，保育所は，人間形成にとって極（きわ）めて重要な時期に，その**生活時間の大半を過ごす場**であるため，保育の大きな課題の一つとして「健康，安全など生活に必要な基本的な習慣や態度を養い，心身の健康の基礎を培（つちか）うこと」が挙げられている③。このことは保育所に限定されることではなく，幼稚園や認定こども園でも健康な心と体の育成が重視されている。

基本的な生活習慣の中でも，睡眠，食事，排泄，清潔の習慣形成はこれまでの章で学んだ成長・発達と密接な関係がある。月齢，年齢に応じた成長・発達や個人差を考慮しながら保健計画を立て，発達に即応した意図的な支援をしていきたい。

生活時間の大半を過ごす場：
幼児（4～6歳児）の幼稚園，保育園等で過ごす時間（4か国比較）」によると，日本の幼稚園児の60%近くが5時間ぐらいと答え，保育園児の50%近くが8～9時間ぐらいと答えている。

1 生活リズム形成における睡眠の意義

子どもの生活の夜型化が懸念されていたが，近年，2歳半の幼児を対象とした調査では，起床時間・就寝時間ともに早くなっている傾向にあるという。（図2－11）しかし実際には，保育所や幼稚園では，寝不足で午前中元気がなく外で遊べない子どもが見受けられる。21時前に就寝している子どもと22時以降に就寝している子どもの活動量（歩数）は有意な差があり，特に22時以降就寝の子どもの翌日の活動量低下が研究で明らかになっている④。

睡眠不足は子どもの心身にどのような影響があるのだろうか。手がかりとなる睡眠について先ず理解しよう。

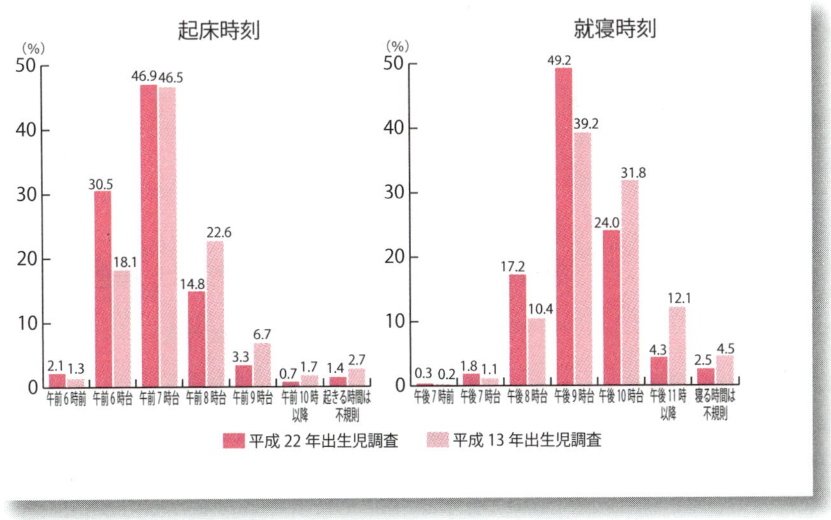

図2－11　幼児（2歳半）の起床時刻と就寝時刻

（社会福祉法人恩賜財団母子愛育会愛育研究所編『日本子ども資料年鑑2016』2016　p.304）

❶ 睡眠の意義

生物の体には昼夜を繰り返す地球の自転に伴って獲得した一定のリズムがある。それをサーカディアンリズム（概日リズム）といい，人間の場合，24 時間よりも長いリズムである。そのリズムを 24 時間に合わせるための生体時計は脳の視交叉上核というところにある（図2－12）。

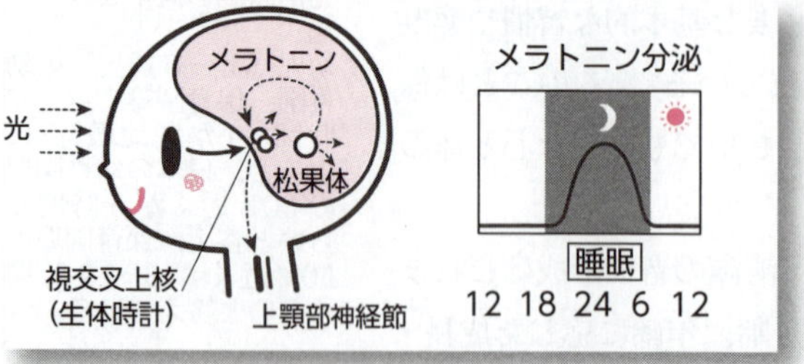

図2－12
生体時計とメラトニン

（大川匡子「睡眠の生物学的発達—睡眠とそのリズム—」『小児看護』vol.28 no.11 2005 p.1451）

生体時計は，朝の光，食事，活動により，毎日 24 時間のリズムを作り上げる。図2－12 のように，眼から視交叉上核に入った朝の光刺激の 14 ～ 16 時間後，環境が暗くなると松果体からメラトニンという睡眠に誘うホルモンが分泌され，夜中に分泌が増加する。

規則正しい覚醒と睡眠の周期に連動して，人間の体は体温，ホルモン分泌，交感神経，副交感神経，免疫の働きなどが調整される。たとえば体温は明け方最も低く，その後，日中の活動に備えて上昇，夕方に最も高くなり，その後，睡眠に向けて低下する。

ストレスと闘うコルチゾールというホルモンは明け方から分泌が増え始める。子どもの成長に欠かせない成長ホルモンは，寝入りばなの深い睡眠（**ノンレム睡眠**）に合わせて多く分泌される。また，尿を濃くして量を少なくする抗利尿ホルモンも夜間多く分泌され，夜間の尿量を抑えている（図2－13）。心臓，血管などの交感神経が関与する器官は睡眠によって沈静化し，血圧低下，脈拍減少をもたらす。消化器系を支配している副交感神経は夜中によく働いて，朝の空腹をもたらす。夜間睡眠時に免疫抗体の産生も高まっている。一方，短時間睡眠と攻撃性やかんしゃくの関連が報告されている[5]。

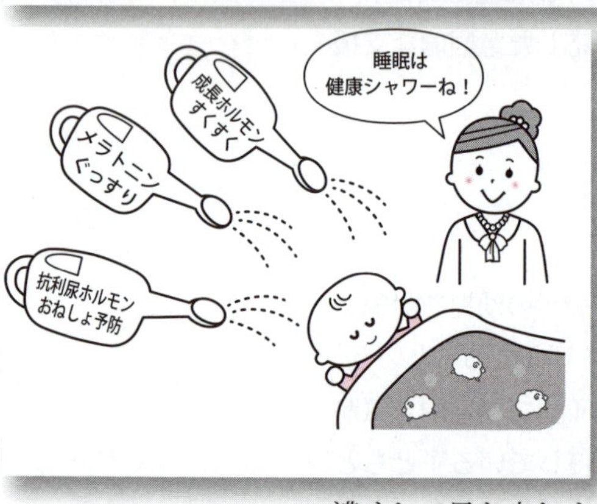

図2－13
睡眠の役割

ノンレム睡眠：
第２章／❷睡眠リズム／❷レム睡眠とノンレム睡眠の変化（p.44）参照

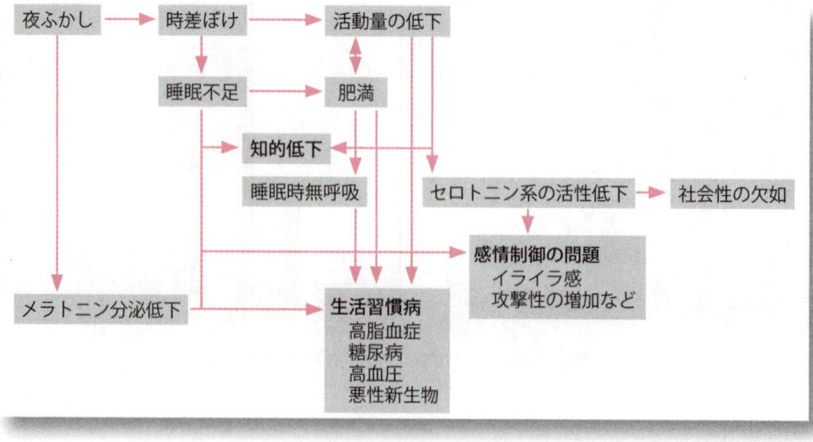

図2－14
夜更かしがもたらす心身の諸問題

（神山潤『総合診療医のための「子どもの眠り」の基礎知識』新興医学出版社 2008 p.64）

したがって夜の睡眠は，休息のためだけに行われるものではなく，24時間のうち，いつとってもよいものではない。朝の光を浴び，日中活動し，夜の暗い環境の中で十分寝る生活を続けることによって体の調整が行われ，睡眠不足によって起きる活動量の低下や感情制御の問題，生活習慣病の早期発症（図2－14）を回避（かいひ）することができる。睡眠と覚醒のリズムが生活のリズムを形成し，子どもの心身の健康に欠かせないものとなっている。

2 睡眠リズム

保育所等では，人間の健康にとって欠かせない睡眠リズムを基本に子どもの生活リズムを形成する支援が必要である。

❶ 睡眠リズム

新生児は，前述の生体時計が機能していないため，昼夜の区別なく1～2時間の覚醒（図2－15　白い部分）と 1～4時間の睡眠（図2－15　赤い部分）を繰り返す。生後3～4か月を過ぎると，朝の光，授乳や離乳食，日中の活発な環境の中で次第に生体時計が機能し，サーカディアンリズムが生まれ，昼間に覚醒する時間が多くなる。1回の睡眠時間も長くなる。個人差や体調に左右されるが，生後6か月を過ぎると日中は午前，午後各1回の昼寝のリズムとなり，昼寝が午後1回になるのは1歳過ぎである。睡眠時間も個人差が大きいが，新生児期は16－20時間，1歳頃はおよそ12時間，幼児は11－12時間と言われる。学童期は次第に10－11時間となり成人に近づく。

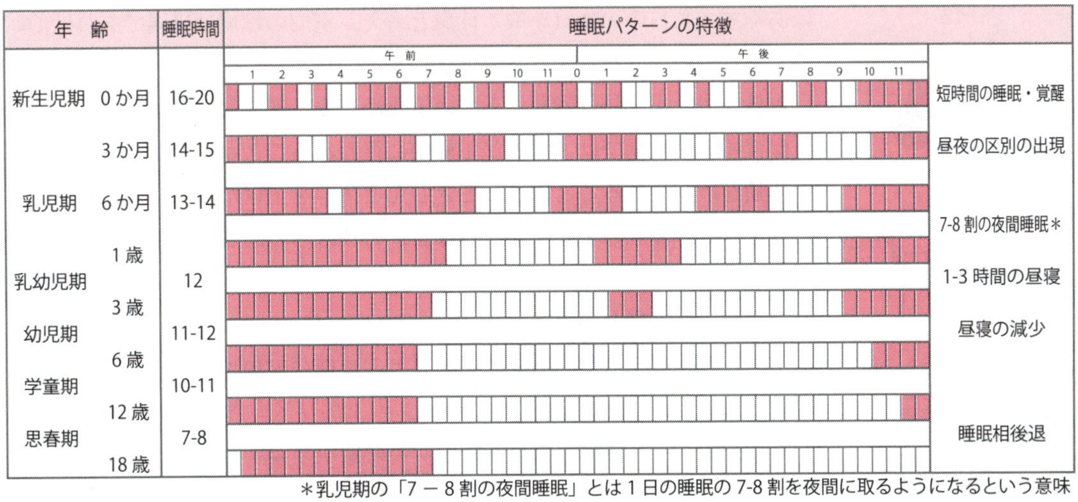

＊乳児期の「7－8割の夜間睡眠」とは1日の睡眠の7-8割を夜間に取るようになるという意味

図2－15
年齢ごとの睡眠の特徴

（発行/編集 愛媛大学医学部附属病院 睡眠医療センター『未就学児の睡眠指針』2018年）
（https://www.mhlw.go.jp/content/000375711.pdf 2019年6月22日閲覧）

❷ レム睡眠とノンレム睡眠の変化

睡眠中の脳波からは覚醒状態とよく似たレム睡眠と深い眠りのノンレム睡眠が繰り返されていることがわかる。新生児期はレム睡眠が半分を占めるが，月齢とともに減少し，ぐっすり眠るノンレム睡眠が増加する。幼児期の終わり頃までにはこのサイクルは約90分となり，成人に近づく。

3 生活リズム形成への支援

❶ 保育所等における睡眠の援助

睡眠はデイリープログラムとして行うものではなく，特に乳児は個人の睡眠リズムに合わせて援助する。１歳を過ぎると個人差はあるが，午後の昼寝（児童福祉施設では午睡と呼ぶこともある）が次第に１回になるため，デイリープログラムの形で一斉に行われることが多い。給食のあと，外遊びをすると眠気を損なうことが多いので，静かな活動から昼寝に導入する。布団に入るとすぐに眠る子どももいるが，個人差があり，いやがるときには無理に寝かせず，静かな遊びを提供する。寝入るときにぐずる子どももいるので，体をやさしくトントンとたたいたり，頭をなでたり，小さな声で歌を歌ったりして入眠の援助をする。うつぶせで寝てしまった場合は，SIDSのリスクを下げるため，そっと仰向けにする。

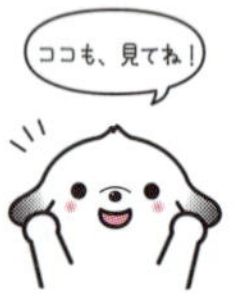

ＳＩＤＳ：
第２章／9睡眠・覚醒リズム／1年齢ごとの睡眠の特徴（p.36）参照

昼寝は長く寝かせても夜の睡眠の代償にはならない。そればかりか，２時間を超えるような昼寝の場合，夜の寝付きが悪くなることがあり，夜更かしへの悪循環に発展する。

保育所等で行う昼寝は，３歳を過ぎたらデイリープログラムとして一斉に行うことはやめ，月齢差や個人の体調，季節に合わせて行いたい。夏季，猛暑で体力の消耗が激しい場合は年長児でも短時間の昼寝が必要となる。昼寝はあくまでも日中の疲れを取る休息と考え，室内の環境は適温であれば薄暗くしたり静かにしたりする必要はない。

年長児では小学校就学を控えているため，夏を過ぎたら昼寝を外す。

保育所や幼稚園では主活動が午前中に行われることが多いが，夕方にも軽い運動を取り入れることによってきちんと体温を上げたのち，静かな活動へと変化させ，体温の下降を助けるなど，めりはりのある保育を計画したい。

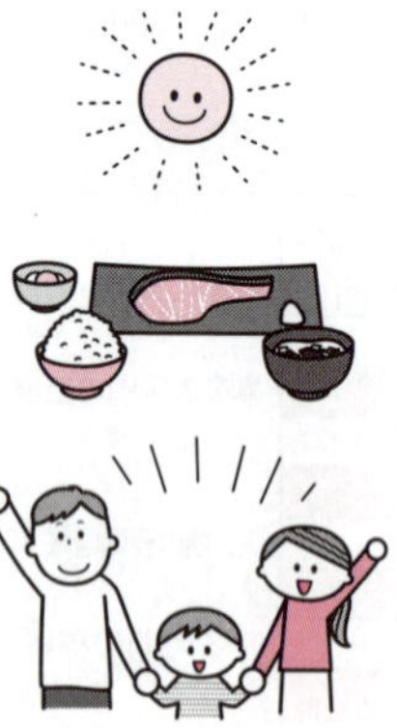

早寝早起き朝ごはん：
文部科学省が子どもの望ましい基本的な生活習慣を育成するため推進している国民運動。2006年から「早寝早起き朝ごはん」全国協議会が設立され，運動を展開している。

❷ 保護者との連携

子どもの睡眠リズムの形成は保護者との連携が欠かせない。入所の際には睡眠の意義や，「**早寝早起き朝ごはん**」の生活リズム形成の重要性をわかりやすく説明する。保健だよりも活用する必要がある。乳幼児の就寝時間が遅くなるのは子どもの変化ではなく，大人の生活が夜型化しているからである[6]。子どもだけでなく，保護者も早寝早起きの習慣をつけたい。

保護者には朝起きたらカーテンを開け，光を部屋に取り入れるようお願いする。乳児の場合は目覚めたら窓際に連れて行くだけでもよい。離乳食や朝食をきちんと食べさせることは，子どもの生体時計が順調に機能することにつながると説明する。日中は明るい光の中で身体活動を促すことが重要である。降園時に運動を兼ね，保護者と共に歩いて帰宅することも効果的である。また，メラトニンの分泌は暗い環境で高まるので，就寝前にスマートフォンやゲーム機などの明るい画面を見続けたり，照明の明るいコンビニエンスストアなどに連れて行ったりしないよう指導するとよい。また，電気をつけて寝かせるのではなく，夜は暗い環境で休ませるようにする。

❸ 看護職等との連携

保育所では，夜間の良質な睡眠を視野に入れて日中の活動を計画したい。乳児の夜泣きや寝起きが悪いなど睡眠に関しての相談，助言は看護師等や嘱託（しょくたく）医と連携して行うとよい。相談を受けたときは，１週間程度の家族も含めた生活時間の記録をつけてもらう。

そのうえで早寝早起きの習慣をつけるには，先ず 10 分の早起きから始める。「朝の光」「朝食」「日中の活動」は欠かせない。慣れたら 10 分ずつ早め，それに伴って少しずつ就寝時間を早めていくとよい。

2 食　習　慣

❶ 食　　育

2005（平成 17）年，**食育基本法**が，国民が生涯にわたって健全な心身を培い，豊かな人間性をはぐくむことを目的として施行された。保育所保育指針や幼保連携型認定こども園教育・保育要領においてはそれぞれ第３章「健康及び安全」に「食育の推進」が位置付けられている。保育所等では，健康な生活の基本としての「食を営む力」の育成に向け，その基礎を培（つちか）うことを目標としている。

この目標をふまえ，子どもに期待する具体的な育ちの姿として「**保育所における食育に関する指針**」では５つの子ども像を掲げている。

① お腹がすくリズムのもてる子ども
② 食べたいもの，好きなものが増える子ども
③ 一緒に食べたい人がいる子ども
④ 食事づくり，準備にかかわる子ども
⑤ 食べものを話題にする子ども

また，同指針では，食育の内容 として，以下の５項目を掲げている。

食習慣：
調乳方法や離乳食の進め方，幼児食については『子どもの健康と安全』第５章／３ ３歳未満児の養護の実際／４食事の与え方（p.98）～に詳細が述べられている。授業は「乳児保育Ⅰ・Ⅱ」「子どもの食と栄養」でも展開される。

食育基本法：
2016 年度から 2020 年度までの５年間を期間とする第３次食育推進基本計画が発表されている。

保育所における食育に関する指針：
『楽しく食べる子どもに～保育所における食育に関する指針～』
（厚生労働省雇用均等・児童家庭局保育課長通知雇児保発　第 0329001 号　平成 16 年３月 29 日）保育所保育指針の解説書においても食育推進にあたっての参考資料として挙げられている。なお，食育推進にあたっては以下のガイドラインも参考にする。
• 保育所におけるアレルギー対応ガイドライン（2019 年）
• 保育所における食事の提供ガイドライン（平成 24 年）

① 「食と健康」：食を通じて，健康な心と体を育て，自らが健康で安全な生活をつくり出す力を養う
② 「食と人間関係」：食を通じて，他の人々と親しみ支え合うために，自立心を育て，人とかかわる力を養う
③ 「食と文化」：食を通じて，人々が築き，継承してきた様々な文化を理解し，つくり出す力を養う
④ 「いのちの育ちと食」：食を通じて，自らも含めたすべてのいのちを大切にする力を養う
⑤ 「料理と食」：食を通じて，素材に目を向け，素材にかかわり，素材を調理することに関心を持つ力を養う

このような子ども像を基礎において５項目の内容が発達に応じて組み込めるよう指導計画を作成する。この食育の目標と取り組みは図２－16のように図式化される。食育においても養護と教育が一体的に行われるよう計画することが必要である。また，食育は保育所内だけでなく，保護者や地域の未就園児の保護者への支援が必要であり，実施に当たっては地域との連携が欠かせない。

図２－16 「楽しく食べる子どもに－保育所における食育に関する指針－」の基本構造

（内閣府『平成20年度食育白書』）

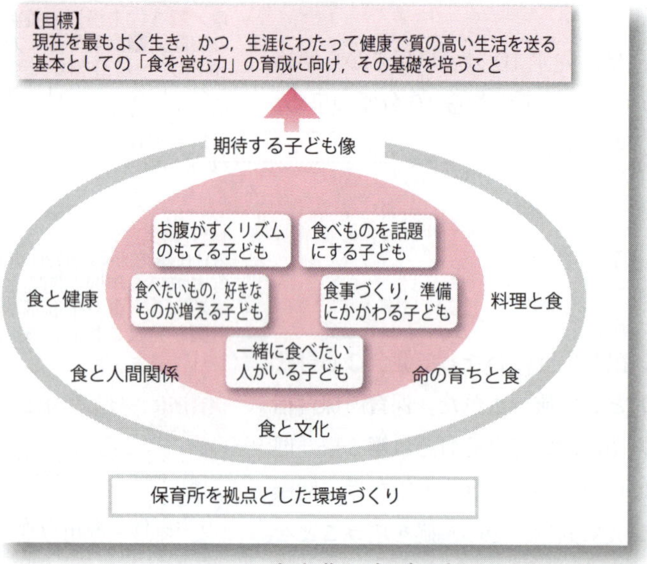

食育の内容④「いのちの育ちと食」にもあるように，食事は植物，動物のいのちを食べる行為であり，口にしたものにより，人間の細胞の一つ一つが構成され，生まれ変わっているのである。たとえば骨などは生まれたときから同じものであるように感じられるが，細胞レベルで見ると骨も常に壊され，そして再生されている。数年で新しい骨に入れ替わるのであるが，それを作るのはすべて食事である。まず，子どもたちに食事が単なるエネルギー補給ではなく，自分の体，自分のいのちを作り上げる大切な営みであることを日々の保育の中で育てるよう心がけたい。年齢に応じて，食される動植物への感謝，そのいのちを育んだ人々，調理に携わる人々への感謝の気持ちが育つよう計画したい。

朝食欠食： 厚生労働省健康局「平成28年国民健康調査・栄養調査報告」によると，1～6歳男女の朝食欠食率は1.8%，菓子・果物などのみ6.7%である。一方，「保育所における食事の提供ガイドライン」p.1によると「毎日食べる」幼児は平成12年，約87%に比し，平成22年は90%を超え「早寝早起き朝ごはん」運動の成果と考えられている。

❷ 子どもの食生活の現状

食を営む力を育てることはすなわち，健康的な食習慣を育てることであるが，我が国の幼児の現状は**朝食欠食**を始めとした多くの問題がある。

第３次食育推進基本計画においても朝食欠食（図２－17）を減らすことや**共食**を増やすことが目標とされており，保育所と家庭との連携が大切である。

一方，朝食を食べていても，たんぱく質や野菜不足，あるいはエネルギー

過剰摂取などの質の問題を指摘している報告もあり保護者への指導や支援も計画したい[⑦]。

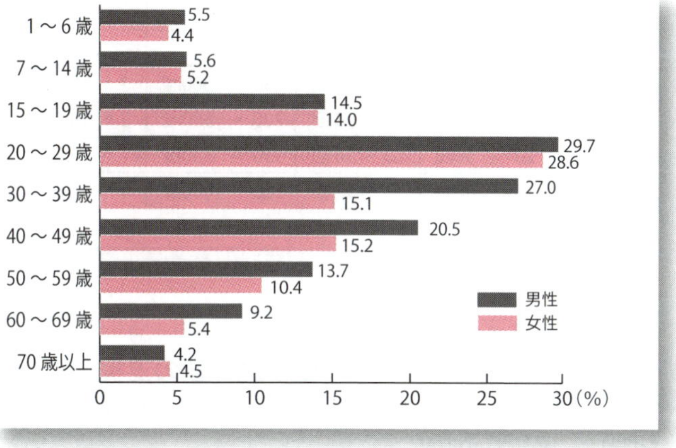

図2－17
朝食の欠食率(1歳以上)

(厚生労働省『保育所における食事の提供ガイドライン』2012)

3　排泄の習慣

排泄の自立には，大脳や脊髄神経，腎臓，膀胱括約筋などの発達が深く関与している。しかし，その発達は個人差が大きいため，自立の支援は保護者と連携しながら子ども一人ひとりに行うことが必要である。

また，近年，紙おむつの性能が向上し，価格も安定して普及した結果，早くおむつ外しの**トレーニング（トイレットトレーニング）**を始めて一刻も早く布おむつの洗濯から解放されたいという保護者の願望が薄れてきた。また，先に述べたように排泄の自立には生理的機能の発達が不可欠であるため，早期に開始してもトレーニングに要する期間が延長するだけであることが一般に知られるようになってきた。このような社会環境や情報の変化も捉えた上で排泄の援助をする必要がある。

最近の調査ではこのように排泄の自立を急がなくなり，幼稚園でも新入園の3歳児がおむつを着けて登園したり，教室で失禁（おもらし）したりすることはまれではない[⑧]。5～6月になると急速に自立することが多いが，幼稚園でも排泄自立へのこまやかな支援は不可欠である。入園までにおむつを外してほしいという園からの要請（ようせい）は子どもと保護者に多大なストレスを与えるので避けるべきである。「入園してからでいいですよ。ゆっくりと見守ってください。」と声をかけるべきであろう。

また，排泄は先に述べた生理機能が十分発達してくると，トレーニングをしなくても自然におむつが取れることもあり，「おむつはずれ」と呼ぶこともある[⑨]。

(前頁)
共食：
朝食又は夕食を家族と一緒に食べることをさす

トレーニング（トイレットトレーニング）：
通常使われるトイレットトレーニングとは，訓練，鍛錬（たんれん）などの意味ではなく，便意，尿意を感じたときにトイレに行って排泄し，適切な後始末ができるようになるまでの過程を手助けすることである。

1　乳児期の支援

乳児期は膀胱や便のたまる直腸に，ある程度の尿，便がたまると反射的に排泄をする。したがって1回の量は少ないが1日回数は多く（表2－10），その都度おむつを取り替えて清潔を保つ必要がある。乳児期の便は水様，顆粒，泥状（水っぽく，ツブツブが入っていたり，ドロッとしていたりする）である。排泄自立への支援は実はこのおむつ替えから始まっている。排泄の都度「すっきりしたね」「たくさん出てよかったね」「すぐにきれいにしましょう」の声をかける必要がある。それによって，子どもは身体感覚を通し，排泄が重要なこと，清潔にする必要があることを学ぶ。

紙おむつだからといって，排尿の都度変えないことは，このこまやかな養護と言葉による教育の機会を失うことになる。

月　齢	尿			便	
	1回量	1日回数	1日量	1日回数	1日量
新生児期	5～　20mℓ	15～20回	30～　300mℓ	2～10回	20～100 g
乳児期前半	10～　30mℓ	15～20回	200～　500mℓ	2～10回	20～100 g
乳児期後半	20～　50mℓ	10～16回	350～　550mℓ	1～ 2回	60～150 g
幼児期	10～150mℓ	7～12回	500～1000mℓ	1～ 2回	60～150 g

表2－10
発達段階における尿・便の回数

（市六輝美，萩原綾子「排泄の援助」『小児看護』Vol.30 No4　2007　p.419）

第２章／5尿排泄機能の発達（p.34）参照
『子どもの健康と安全』第５章／3３歳未満児の養護の実際3排泄の世話（p.95）参照

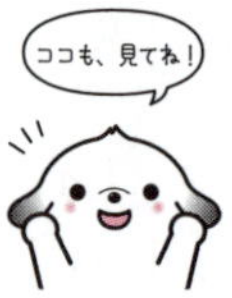
ココも、見てね!

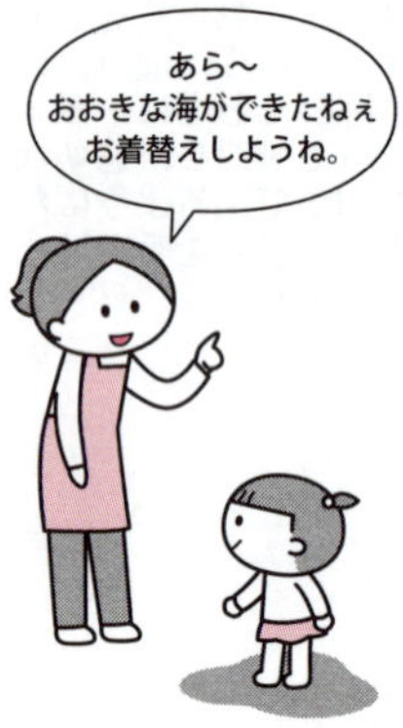
あら～
おおきな海ができたねぇ
お着替えしようね。

2　幼児期の支援

膀胱や直腸の充満の刺激が脊髄神経を経由して大脳皮質に伝わるのは１歳半すぎである。また，２歳頃になると，腎臓の尿を濃くする機能が発達し，膀胱容量も増加し，排尿の間隔が次第に長くなる（表２－10）。便も次第に固形化し１日１～２回になってくる。個人差が大きいが１歳半から２歳くらいにかけて，子どもは膀胱に尿がたまったときに泣き出したり，おむつをのぞいたり，下腹部を押えるなどのサインを出す。便の時も，いきんだり，特定の場所に行ったり，おむつにさわってみたりするなどのサインが見られる。このようなときに「うんちがしたいの？トイレに行ってみましょう」などと声をかけてトイレに行き「シーシー」「ウーン」などと声をかけると排泄に成功するときがある。その時は大いに誉めることが自立につながる。

トイレットトレーニングは，失敗したり，時には逆戻りしたりする過程も含めてゆったりした気持ちで行うことが大切なので，叱責（しっせき）は厳禁である。保護者と連携して行い，登園，降園時に情報を共有しあうことが鍵となる。自然な営みである排泄だが，その世話を負担に感じる保護者もいるので，よく話を聞き気持ちを汲み取ることが大切である[⑩]。

排泄に伴う子どものサインがまったく見られない，まだ歩行ができない，便意や尿意を知らせるための言語発達が不十分である場合は開始の時期を延ばした方がよい。

最初は出た後で教えることが多いが，３歳頃までには次第に事前に教える回数が増え，日中の排泄を知らせるようになる。おむつをパンツに切り替えるのは日本では季節を選ぶことが多いので保護者と相談する[⑪]。

４歳頃になると男女ともに下着を全部脱がなくても下げて排泄できるようになってくる。男子はほとんどの子どもが立って排尿できるようになる。

５歳頃になると自分の意志でトイレに行くようになり自立するが，放任せず，さりげなく観察を続ける。また，一人でトイレに行くようになると下痢をしても言わないことがある。下痢や硬い便などの異常があるときには知らせるように教育する必要がある。年長児でも遊びに夢中になると失敗することがある。しかし，就学前にも昼間の尿失禁（おもらし）が続くような場合，放置したり，逆に厳しくしかるのはよくない。小児泌尿器科に相談する。

トイレは，遊びを誘うような装飾は衛生上も好ましくないが，明るく清潔感のあるデザインがよい。衛生（換気や消毒），安全面や３歳以上の子どもにはプライバシーへの配慮も考える。オマルは消毒がしにくいので，集団保育においては固定式の幼児用トイレを使用するようにする。

排泄の自立には着衣の着脱も含まれている。保護者には子どもが着脱しやすい服装にするようお願いする。失敗が多いときは着替えを多めに持参してもらう。

❸ 排泄に伴う清潔習慣

排泄の後の外陰部の清潔を教えることは特に女子の外陰炎や尿路感染症を予防するために重要である。排泄の都度，手が汚れないようなトイレットペーパーの量や便が尿道口に付着しないよう，前（尿道口）から後ろ（肛門）へそっと拭くことを根気よく教える。４～５歳頃になると自分で後始末ができるようになる。保育者は時折，拭き方を確認することが必要である。排泄の後は，必ず石けんと流水で手を洗う習慣をつける。水だけの手洗いは無意味でノロウイルスを始めとした感染性胃腸炎蔓延の原因となる。トイレ専用の個人のタオルかけ，あるいはペーパータオルの設置が望ましい。タオルの共用はしてはならない。

ペーパータオル：
ノロウイルス感染症が発生した時はペーパータオルにするとよい。

❹ おねしょ・夜尿

３歳くらいまでは夜間の排尿，いわゆるおねしょが見られる子どもが多いが，生理的なもので，５歳では 80 ～ 90％の子どもが消失する。おねしょは遺伝とも関連があると言われ，子どもの意志，意識とは無関係なのでしかったり誉(ほ)めたりしても意味がない。特におねしょが見られなかったときに誉めるとストレスとなる。おねしょ対応のパンツ型おむつを着用して寝かせるなど，気長に対応したい。夜間ぐっすり寝ているときに尿を濃くして尿量を減らす抗利尿ホルモンが分泌されているため，覚醒させて，排泄させることは逆効果である。

おねしょが５歳を過ぎて１か月に１回以上，３か月以上続くときは，病的なこともあり（夜尿症の疑い）早めに泌尿器科の専門医を受診する。

抗利尿ホルモン：
第２章／❶生活リズム形成における睡眠の意義／❶睡眠の意義（p.42）参照

❺ 排泄はデイリープログラム？

集団保育では主活動の前，給食の前などに排泄の時間が組み込まれていることが多い。しかし，排泄のリズムは個人的なもので保育所が設定した時間とかみ合わないことも多い。一方では「楽しい活動の最中にトイレに行かないためには事前にトイレに行くべき」ということも教育する必要がある。幼児期前半では生活の節目に誘導する形にし「お散歩の途中で行きたくなると困るから行っておこうね」などと言葉を添えるべきだろう。

失敗を恐れるあまり，度々トイレに誘導することは，遊びへの集中力を妨げ，膀胱に尿をしっかりためる力を損なう。行きたくないと言って失敗することも貴重な経験である。年長児では自分で尿意，便意を感じ，いつトイレに行くべきかを判断できるようにするため，全体の誘導はやめ，トイレに行くときは保育者に伝えるように教育する。

4 清潔習慣

保育所を始めとした児童福祉施設や認定こども園，幼稚園等は，乳幼児に適切な方法で手洗い，うがい，歯みがきなどの清潔習慣が身につくように指導，援助をする必要がある。これらの清潔習慣は個人の健康を守るだけでなく，社会に感染症を広げないためにも必要であり，家庭と連携して行いたい。保育者が石けんを使わない手洗いをしたり，共有のタオルで拭くなどの悪い見本を見せないようにしよう。

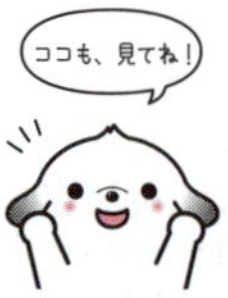

手洗い：
手洗い設備については『子どもの健康と安全』第２章／1屋内施設の衛生管理／6手洗い場（p.18）参照

1 手洗い

1 乳児期の支援

乳児期から授乳の際などに手を清潔なタオルで拭くことから始まる。はいはいができるようになるといろいろなものに興味を持って触れたり，手を口に持っていったりする。食事の前は安心して手づかみ食べができるよう，タオルで拭くだけでなく，石けんと流水で洗ってあげることが必要である。その際は，「食べる前に手をきれいにしましょう」「悪いばい菌落とそうね」などと教育する。

2 幼児期の支援

１～２歳児は，じょうずに手が洗えないので，登園時，遊びの後，食事の

図２－18
手洗いの方法

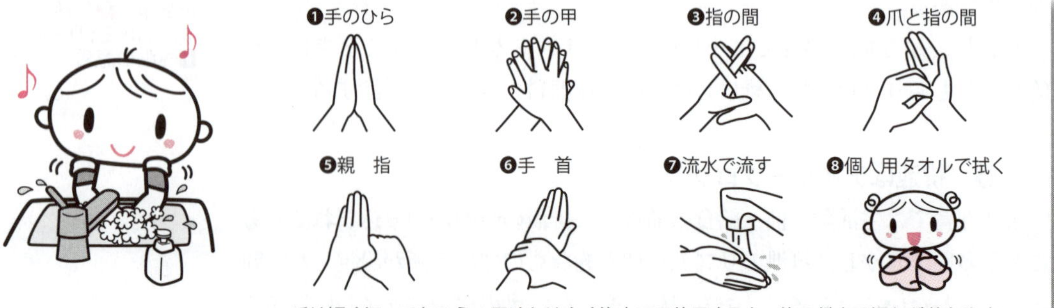

爪は短く切っておこう。石けんはよく泡立てて使用すると，泡の働きで汚れが落ちやすい。
泡タイプのハンドソープを使ってもよいが，手洗いの手順は同じである。

前後，排泄の後などは手を取って洗ってあげることが必要である。繰り返し援助することで，いつ手を洗うのか，どのように洗うのかを体得していく。

3歳頃になると自分で洗えるが，衛生的には十分な洗い方はできず，声をかけたり手を添えたりすることが必要である[12]。この頃から年齢に応じ，わかりやすく手洗いの必要性や親指，手首の洗い残しをしないよう，正しい方法（図2－18）を教育する必要がある。目に見えないが，手にはばい菌がついていること，ばい菌によって病気を引き起こすことがあること，石けんと流水による手洗いで落とせることなどを科学的に教えていく。

このような積み重ねにより習慣が身について，自主的に手を洗う子どもが出てくるので，十分誉めることが大切である。

❷ うがい

うがいには口腔内の大きな汚れを取る「ブクブクうがい」と喉の奥まで洗う「ガラガラうがい」の2種類がある。子どもが理解しやすいようにつけられた名称であるが，共に口腔内を清潔にし，むし歯（う蝕）やかぜなどを予防する方法で幼児期に身につけたい（図2－19）。

「ブクブクうがい」は2歳過ぎから，食事の後などに見本を見せて練習させる。「ブクブクペーッ」などと声をかける。3歳頃にはできるようになるが，むし歯予防としては十分ではないので，できるだけ歯みがきをさせる。

「ガラガラうがい」は，3歳前後からできる子どももいるが，個人差が大きい。最初は家庭でお風呂に入ったときなどに練習するとよい。保育所ではうがい薬を使わず，水で十分である（図2－19）。年齢に合わせ，手洗い指導と一緒に教えていくとよい。

❸ 口腔ケア

乳幼児期の口腔は，歯の萌出，**乳歯**完成（p.40　コラム参照），永久歯の萌出，乳歯脱落などの変化が激しい時期である。この時期，保育者や保護者による確実な口腔ケアや子ども自身の**口腔ケア**の技術習得により，一生にわたってむし歯や歯周病を予防することができる。**むし歯**は痛みを伴うだけでなく，そしゃくや永久歯の歯並びにも影響する。最近では大人のむし歯は骨髄炎や脳梗塞，心筋梗塞の原因にもなると言われている。口腔ケアは，保護者，嘱託歯科医，学校歯科医（幼稚園など）や地域の歯科医，看護師等と連携して行う。口腔に関する健康課題，歯みがきの方法は次頁コラムに掲載した。

図2－19
うがい種別の感冒の累積罹患

（川村 孝，里村一成，後藤雅史，北村哲久他「系統的無作為割付対照試験による感冒の予防・治療体系の確立」『Research Papers of The Suzuken Memorial Foundation』2005，第22巻，p.43）

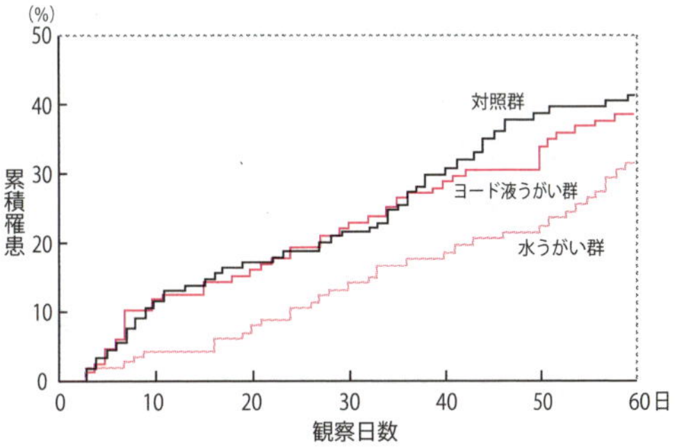

うがいで通常のかぜの予防効果があること，うがい薬を使わなくても効果があることを示している。

乳歯：
第2章／コラム「乳歯の生える時期と口腔の発達編」（p.40）参照

口腔ケア：
口腔には摂食（せっしょく），嚥下（えんげ），言語構音（げんごこうおん）など多くの機能がある。口腔ケアはそれらの機能の維持増進，病気の予防のために行われる。ブラッシングは口腔の清掃を目的としたケアの一方法である。

むし歯：
むし歯（う蝕）の状況は1979年代からすべての年齢層で減少している。（文部科学省『学校保健統計調査　2015年度（確定値）の結果の概要』）

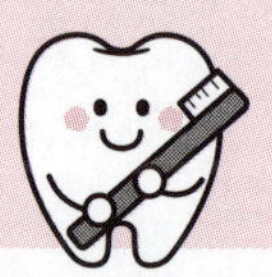

● コラム　《歯に強い保育士になろう》－健康な歯と口編－

歯科医　平岩清貴

❶　歯と口の健康づくり

乳幼児は多くの時間を保育園や幼稚園で過ごす。そのため幼児期の生活習慣や健康増進への集団保育の役割は重要であり，家庭や地域との十分な連携が求められる。幼児の意識的な行動は困難であり，地域社会で育てることが重要である。歯と口の健康づくりに関連した事項では健康で安全な生活に必要な習慣や態度を身に付けることを目標とし，自分の健康に関心を持ち，病気の予防などに必要な活動を進んで行うなどが求められる。口は社会的なコミュニケーションの道具としての機能を果たし，言葉や社会性だけでなく口腔の清潔とも関連する。

【歯・口，食生活，歯口清掃に関する健康課題】

①　よく噛んで食べる習慣づけ

一口の適量を覚える。

お茶や水で流し込んでいないか，噛まずに呑み込んでいないかを調べ，噛むという食べる機能を体験しながら学ぶ。

よく噛むことで唾液を良く出して消化を促し，むし歯を予防するとともに噛む力を育む。

②　好き嫌いを減らし，食べられる食材を多くする

好き嫌いは自我の表れでもあるが，保護者や保育者の工夫により少しずつ好き嫌いを減らすことでバランスのとれた食事をめざす。発達障害のある子どもの場合は主治医と相談して進め，無理強いしない。

③　食事と間食の規則的な習慣づけ

共食により食べ方のマナーを学ぶ。

ダラダラ食べないで，3回の食事をしっかりとり，おやつの正しい選び方，量，回数をコントロールする。

④　乳歯のむし歯予防と管理

むし歯と食事の関係を知る。

嫌がらず歯科健康診断を受診する。

歯に良い食べ物，むし歯になりやすい食べ物を理解する。

⑤　歯・口の清掃の開始と習慣化

鏡を使って自分の歯・口の観察をし，口や歯に関心を持つ。

ぶくぶくうがいの仕方を学ぶ。

食べたら自分で歯を磨く習慣をつける。

歯ブラシの上手な使い方を知る。

大臼歯の生えはじめから上下が噛みあうまでの間は段差がついたままで，歯みがきに注意が必要となることを知る。

⑥　歯・口の外傷を予防する環境づくり。

施設，遊具などの安全点検を行う。

生活安全に関する意識を持ち行動する。

校内・地域における犯罪防止対策，交通安全などを行う。

❷　むし歯と歯みがき

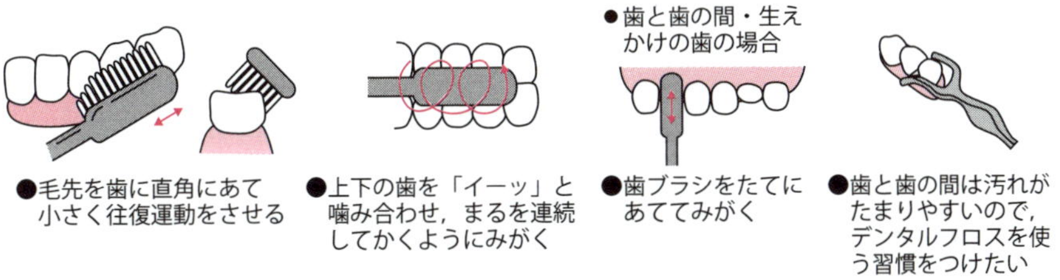

●毛先を歯に直角にあて小さく往復運動をさせる
●上下の歯を「イーッ」と噛み合わせ，まるを連続してかくようにみがく
●歯と歯の間・生えかけの歯の場合
●歯ブラシをたてにあててみがく
●歯と歯の間は汚れがたまりやすいので，デンタルフロスを使う習慣をつけたい

図２－20　歯磨きの部位

【乳児期】

乳幼児期の口腔疾患で最も多発するのはむし歯である。むし歯は口腔内細菌，口腔内環境，食事，時間的因子などの要因により発症する。むし歯は感染症の一種で主にミュータンス菌が原因菌である。赤ちゃんは無菌状態で生まれるが，特に生後 19 か月から 36 か月の間に何らかの機会に家族の誰かから食事の際の口移しや同じスプーンや箸を使うことなどで赤ちゃんの口の中にむし歯菌が感染する。また，歯ブラシ保管時に他の歯ブラシと接触することにより感染する。

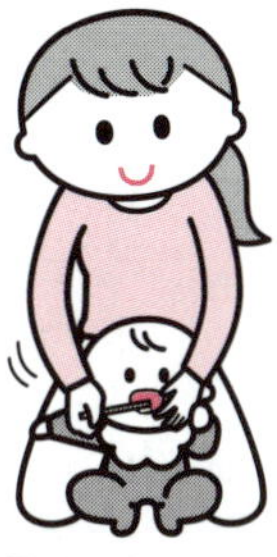

図２－21 赤ちゃんの仕上げみがきの姿勢

乳歯が生えてきたら歯ブラシの感触に慣れさせるために歯ブラシを口に入れる練習をはじめるが，１歳頃の上と下の前歯が４本生えるまでの時期は歯をガーゼなどで拭く程度にとどめる。１－２歳の頃には歯ブラシを使った口腔ケアを親子で行い，食渣（しょくさ）やプラークを取りのぞき，歯みがきの習慣化を行う。乳児用歯ブラシを使い，自分で磨かせ，一人でブラッシングできるまでは保護者が仕上げ磨きをする必要がある。仕上げ磨きは図のように保護者の股の間に赤ちゃんに頭を入れ磨くと良い。乳児が安定しない場合は，児の上腕を保護者の太ももの下に入れても良い。口の中を見る習慣をつけておくと異常を見つけやすい。仕上げ磨きは前の歯と歯の間，歯と歯ぐきの境目，奥歯の歯と歯の間，奥歯の溝の部分に特に注意が必要である。

長時間にわたる哺乳瓶の使用や哺乳瓶を口にしたまま寝るのはむし歯発生の時間的要因であるので厳禁である。乳歯のむし歯で噛めなくなったり，ひどいむし歯でその下にある永久歯の成長が阻害されたり，乳歯がむし歯で早く抜けて永久歯の萌出に影響する可能性がある。

【幼児期】

３－５歳くらいからある程度自分で歯を磨かせ，その後仕上げ磨きを行う。その際，子どもの口の中をよく観察することは有益である。なお，歯の間は歯ブラシだけでは不十分なので，時々デンタルフロスを使用することが推奨されている。

乳幼児期にむし歯にならないようにするための基本は保護者による仕上げ磨きである。寝る前には必ず磨く，食後歯みがきできないときはブクブクうがいをする，栄養のバランスのとれた食事をとる，規則正しい食生活（ダラダラと間食を取らない）をする，定期的に歯科健診をうけることが必要である。歯みがきの自立は，学童期までにできればよい。

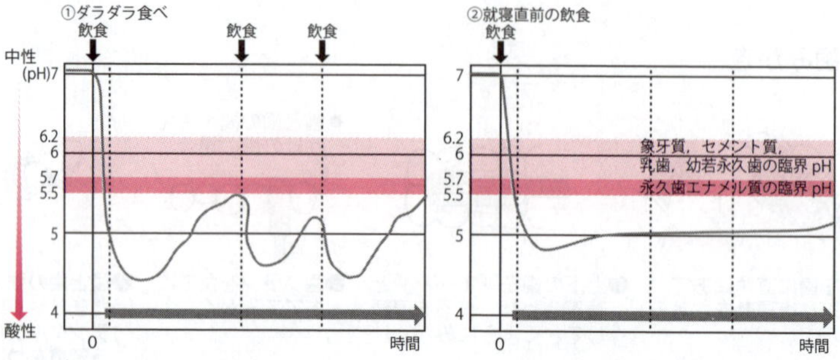

①ダラダラと食べたり，飲食回数があまりにも多かったりすると，唾液の力で回復途中の pH が再び低下してしまい，脱灰時間が長く続いてしまう。

②就寝中は唾液がほとんど分泌されないため，就寝直前に飲食をしてそのまま眠ってしまうと，低 pH の状態が非常に長く持続し，とても危険である。

図２－22　プラーク（歯垢）中の pH の変化

（伊藤中『デンタルハイジーン別冊　歯科衛生士のためのカリオロジー』医歯薬出版　2015）

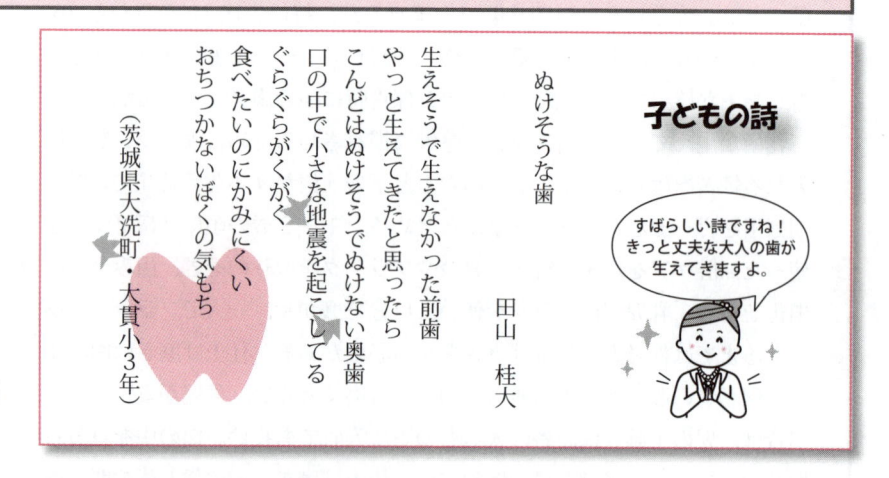

子どもの詩

ぬけそうな歯

田山　桂大

生えそうで生えなかった前歯
やっと生えてきたと思ったら
こんどはぬけそうでぬけない奥歯
口の中で小さな地震を起こしてる
ぐらぐらがくがく
食べたいのにかみにくい
おちつかないぼくの気もち

（茨城県大洗町・大貫小３年）

（読売新聞 2015 年 11 月 1 日掲載「子どもの詩）

❶　保育者の教育的支援のあり方

コラムにある歯や口腔機能の発達，歯みがきの意義を理解した上で養護と教育が一体となった支援が必要である。

乳歯萌出前は口腔細菌の定着が起こりにくい。したがって，積極的な口腔ケアは必要ない。乳歯萌出以後に歯ブラシの硬い感触をいやがらないようにするために，おしゃぶりなどの玩具を与えて慣れさせるとよい。

乳歯萌出後はコラムにあるように保護者，保育者による支援が重要である。「さっぱりしたね」「虫歯菌いなくなったかな」などの言葉をかけて教育したい。この時期は，歯ブラシの感触にならすことが優先で，歯みがき嫌いの誘因にならないよう，ゴシゴシこすってはいけない。歯磨き剤も不要である。

生後１歳頃から歯ブラシを握らせてみる。しかし，歯ブラシをくわえたまま歩き，**転倒する事故**が多い。特に１歳児に事故が目立つので，保護者にも注意喚起したい事柄である[13]。歯ブラシを握らせるときは椅子に座らせるか膝に抱いて，目を離してはいけない。

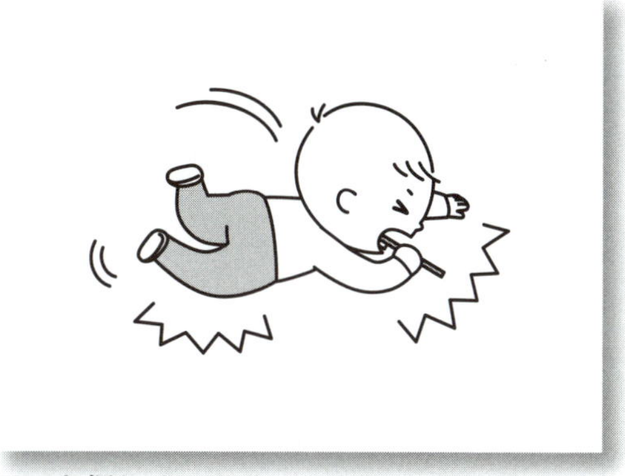

図２－23
歯磨き中の転倒事故

歯ブラシを持っているときは歩かせないようにしましょう

幼児期は食べる食物の種類も増え，生後１歳過ぎには口の中が不潔になりやすい。まず，子どもに歯ブラシを握らせてみるが，洗浄効果は得られないので，その後，必ず保護者か保育者が短時間で，手早くブラッシングをする。膝の間に寝かせて，口腔内をよく見ながら行う（図２－21)。「食べ物のカスが付いているからきれいにしようね」「むし歯にならないようにしようね」という言葉を添えることが大切である。２歳頃からはブクブクうがいを食後に併用する。

３歳頃にはほとんどの子どもの乳歯が完成する。子どもも歯ブラシの持ち方や，動かし方が次第に上手になってくる。昼食後の歯みがきの時間を捉えて，一人ひとりに丁寧にブラッシングの方法を指導する。上手にできたときは必ず誉める。この時期はまだ仕上げみがきが必要である。

この頃から，歯の健康，口の健康について年齢に応じた集団への教育を行う。むし歯予防をテーマとした絵本も多く出版されているので活用したい。ペープサートやオリジナル紙芝居なども有効であり，乳歯の歯列やブラッシングの方法など，科学的根拠に基づいて作成したい。

❷　６歳頃の支援

乳歯列の奥に，永久歯である第１大臼歯の萌出が始まる（図２－24)。同時に乳中切歯（にゅうちゅうせっし）から生えた順に抜け始める。第１大臼歯（きゅうし）は保護者や保育者が口の中をよく見ていないと萌出を見逃し，生える過程でむし歯になることがある。６歳頃に生えてくることが多いので別名**６歳臼歯**と呼ばれている。

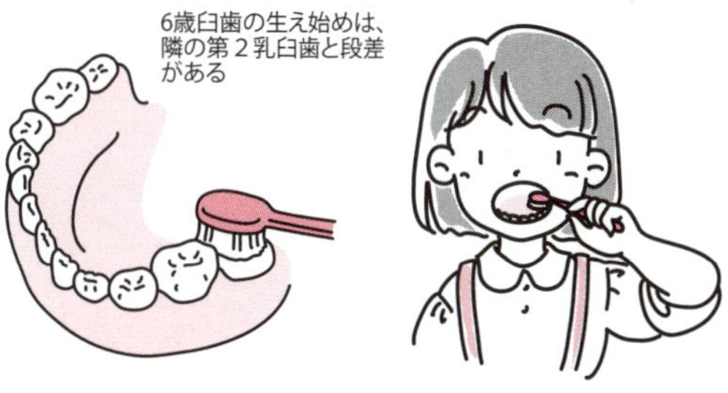
6歳臼歯の生え始めは、
隣の第２乳臼歯と段差
がある

図２－24
６歳臼歯の生え始めの頃

６歳臼歯：
第２章／コラム「乳歯の生える時期と口腔の発達編」（p.40）参照

この頃になると，知的理解力が増してくるので，視覚的な教材を用いながら６歳臼歯のブラッシングを教えていく。子ども自身に生えてきた６歳臼歯を鏡で確認させるとよい。この時期になると，補助清掃器具（フロス）を使える子どもいる。永久歯は生え替わらないのでブラッシングやフロッシングでむし歯を予防することや，大きな歯でよく噛んで食べることが健康につながることを教育する。永久歯の仕上げみがきはまだ必要であるが「食べかすが上手に取れたね」「大人の歯だから大切にしようね」などの言葉をかけることが大切である。

なお，児童虐待，特に**ネグレクト**の兆候として未処置のむし歯が多いと言われているので乳幼児期を通して口腔内も意識して観察したい。

ネグレクト：
第３章／②心身の不調等の早期発見／コラム「デンタルネグレクト編」（p.62）参照

❸ 食事指導

むし歯と栄養・食事は深い関連がある。乳幼児期を通じてバランスよく栄養を取ること，**ダラダラ食べ**ず，決められた時間によく噛んで食べることを教える。よく噛むことで唾液の分泌が高まり，むし歯になりにくい。

ダラダラ食べ・飲み：
第２章／コラム「健康な歯と口編」図２－22（p.54）参照。
口腔内の酸性度が高くなるとう蝕（むし歯）発生の危険性が増す

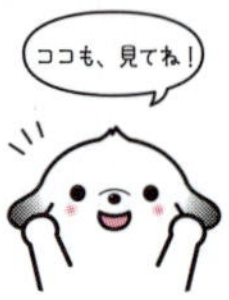

また，おやつもダラダラ食べさせず，決められた時間に，栄養を補うものとして食べさせることなどを保護者にも指導していく。クラッカー，チョコレート，キャラメル，クッキーなどはむし歯を招きやすい食品である。

また，ペットボトル飲料はふたの開け閉めによってダラダラ飲むためにむし歯の誘因となる。特に酸性度の高い果汁飲料，スポーツドリンク，乳酸菌飲料や炭酸飲料は，むし歯の発生率が高い[14]。飲ませるときにはコップで与え，その後，ブクブクうがいをさせる必要がある。

（本文：中根淳子）（コラム：歯科医・平岩清貴）

やってみよう

❶ 人が一生を過ごす間に歯の健康が生活の質と活力に大きく影響を及ぼしていることが，厚生労働省の研究結果で発表されています＊。乳幼児は，歯が生え始め乳歯が生えそろい，永久歯の生え変わりがはじまる大切な時期です。この間，保護者や保育者が歯みがきをしてあげることから始まり自分でみがくことを覚え，大人の仕上げ磨きを受けながら，子どもは歯みがきを習慣として身に着けます。第２章の「子どもの身体的発育・発達と保健」の中から『歯』についての項目に注視して振り返り，自分が指導や実践する時のポイントや配慮などをまとめてみましょう。

＊（「口腔保健と全身的な健康状態に関する研究」厚生労働科学研究）

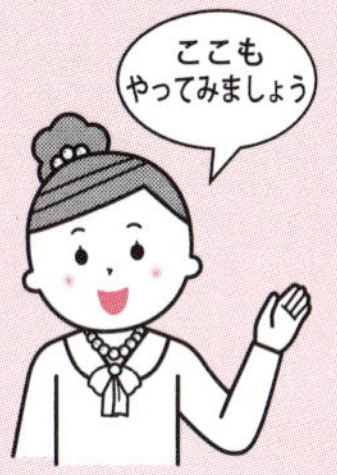

乳児期	指導や実線のポイント
歯ブラシに慣れさせて，毎日の歯みがきを開始する時期	キーワード：口の中をきれいにする方法　みがく時の子どもの姿勢など

幼児期	指導や実線のポイント
自分でみがこうとする気持ちになり，歯ブラシをもってみがき始める時期	キーワード：みがき方　虫歯になりやすい食品など

●参考文献・図書●
①乳幼児身体発育評価マニュアル
②『NEW 小児科学』（改訂第 2 版） 南江堂
③Ⅸ - 1 - 2 図「幼児（4 ～ 6 歳）の幼稚園・保育園等で過ごす時間（4 カ国比較）（平成 29 年）」恩賜財団母子愛育会 愛育研究所編『日本子ども資料年鑑 2019』KTC 中央出版 2019 p.302
④保育園児の身体活動量と就寝時間との関係 社会福祉法人恩賜財団母子愛育会 日本子ども家庭総合研究所編『日本子ども資料年鑑 2009』KTC 中央出版 2009 p.103
⑤神山潤『子供の成長における睡眠の重要性』「児童心理」2015 年 6 月号 p.53-57
⑥泉秀生，前橋明「福島県郡山市の保育園幼児と保護者の生活習慣の実態－就寝時刻別にみた幼児の生活実態－」『保育と保健』第 22 巻第 2 号 2016 p.39
⑦藤元恭子，宮本賢作，藤原章司他「幼稚園児の朝食の実態に関する研究」『小児保健研究』第 71 巻第 4 号 p.547-551
⑧金山美和子・丸山良平「幼稚園・保育所の 3，4，5 歳クラス幼児における排泄の自立の実態と保育者の意識」『上田女子短期大学紀要』第 30 号 2007 p.49-59
⑨巷野悟郎監修『最新 保育保健の基礎知識』日本小児医事出版社 2006 p.60
⑩堀井奈緒，前田美子，宮下朱里他「幼児の排泄のしつけに関する研究－保育所（園）に通所（園）する児を持つ母親の意識とその関連要因－」『日本看護学会誌』第 13 巻第 2 号 2004 p.84-90
⑪⑩と同じ
⑫原田眞澄「幼児の手洗い技術に関する研究」『中国学園紀要』2004 p. 97-102
⑬平成 25 年 3 月 28 日消費者庁独立行政法人国民生活センター「乳幼児の歯ブラシによる事故に注意」『子どもを事故から守る！ PROJECT News Release』2013 年 3 月 28 日
⑭川島佳千子「成長 / 発達別口腔ケアのポイント 幼児期・学童期」『小児看護』第 24 巻 第 12 巻 2001 p.1683-1688
⑮日本眼科学会 HP
⑯日本小児科学会 HP
⑰日本小児内分泌学会 HP

第３章
子どもの心身の健康状態とその把握

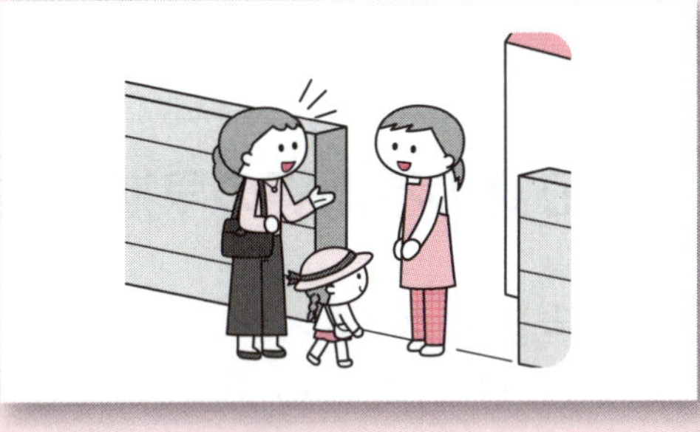

1 健康状態の観察

健康状態の観察は，**子どもの心身の状態に応じて保育する**ためには極（きわ）めて大切なことである。これは常に心身の状態を観察することで，変化に気づきより良い対応による保育が継続されるということである。そのためには，登園時・食事・排泄・遊び・睡眠・降園時の観察，さらに家庭での様子などをどのように観察し把握（はあく）するのかを知らなければならない。そして，観察した内容からより良い対応を選択していくことになる。

子どもの心身の状態に応じて保育する：
「保育所保育指針」第３章（p.102）参照

1 登所（園）時・保育中及び降所（園）時

1 登所（園）時の観察と対応

保育施設と保護者の間で，毎日の子どもの状態について文書（連絡帳）や口頭などで情報を交換することが大切である。受け入れ時には，保護者と一緒に連絡帳と，子どもの状態を確認する。疑問や心配があればその場で話し合い確認することが理想である。体調が不良な場合，集団保育が可能であるか，受診して医師の判断を求める必要があるか，適切な助言と判断が必要である。保護者との確認時は，「あずかってもらわないと仕事に行けない」という保護者の切迫した思いに理解を示し，子どもの健康を守るために親を支援し，いっしょに最善の策を考えるようにする。

❷ 保育中の観察と対応

保育中は，遊び・食事・排泄・睡眠・友達との関係など様々な場面での心身の状態を意識的に観察し変化に気づけるようにする。

❸ 降所（園）時の観察と対応

保護者に引き渡す前には，健康状態や怪我の有無などを確認する。保護者には，健康と安全に関する一日の出来事や対応を正確に伝える。

2 心身の不調等の早期発見

元気な子どもは，文字通り「生き生き」している。いろいろなものに好奇心旺盛で，じっとしていない。遊ぼうとする意欲がなく，「なんとなく元気がない。」という曖昧（あいまい）なサインは，時に発熱や発疹（ほっしん）といった分かりやすい症状よりも大切である。

❶ 体　温

乳幼児は36.0℃から37.4℃が**平熱**とされるが，個人差が大きく，また一人の子どもでも時間や食事により体温は大きく変動する。

健康なときに，① 起床時，② 昼食前，③ 夕方，④ 寝る前，の1日4回体温を測っておき，母子手帳などに記録しておくと，異常を感じたとき参考になる。

体温調節の未熟な子どもでは容易に体温が変動するため，熱の高さと病気の重症度は一致しない。むしろ食欲がない，活動性が低い，機嫌が悪い，などの一見客観的ではない随伴症状が大切である。環境温の変化だけで体温が上昇しているときは，涼しい環境におき，充分な水分摂取により速やかに全身状態が改善する。これらの処置をせずにあわてて保護者に引取りを求めると，保育者への不信・不満を招いてしまう。

図3－1
体温の観察

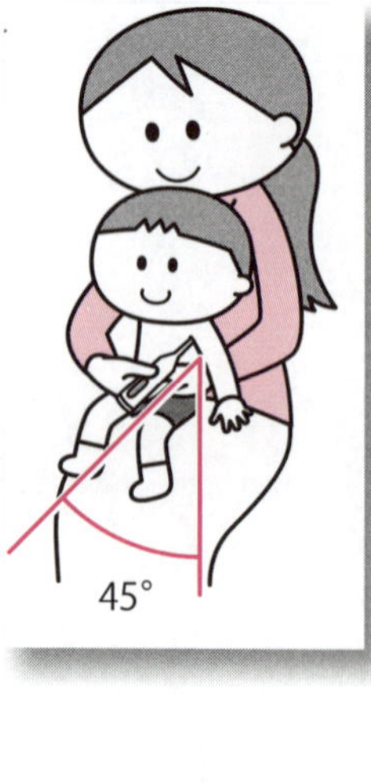

● 体温計の違い（図3－2）

【腋窩（えきか）体温計】

最も一般的である（図3－1）。膝の上に子どもを抱き，45度の角度で脇の下にはさんで測る。汗をかいていたり，衣服に触れていると正確に測定できない。脇の下の中心部で測る必要がある。周辺部では低くなってしまう。

【**耳で測る体温計**】（図３－２）

測定するのは鼓膜（こまく）の温度なので，まっすぐなるべく奥まで入れることが必要である。外耳（がいじ）の壁に当たると低くなる。測定時間が短い。

【**おでこで測る体温計**】（図３－２）

皮膚表面から出る放射熱（赤外線）をセンサーで捉える。測定時間が短い。

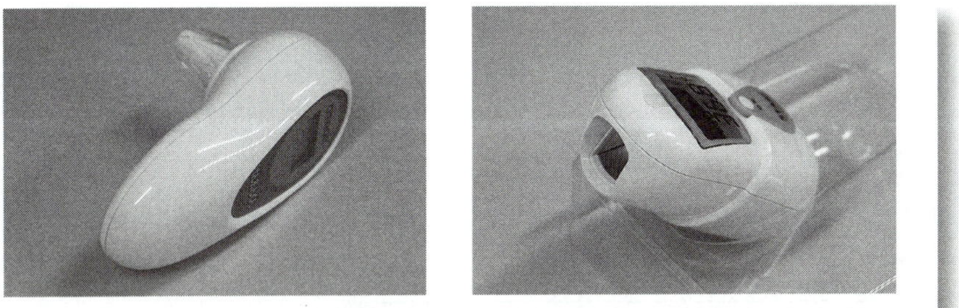

図３－２
体温計
（左）耳で測る体温計
（右）おでこで測る体温計

● 子どもの低体温

低体温と生活習慣や睡眠は深い関係がある。

朝食抜きなどの食事の乱れ，ゲームへの没頭（ぼっとう）からくる運動不足，夜更かし・朝寝坊の睡眠リズムの乱れが低体温の原因になるからである。

低体温の子どもを見たら，家族に生活習慣や睡眠の乱れがないか確認する必要がある。

2 脈　　拍

手のひらを上に向け，手首の内側の人差し指の延長線上にある橈骨動脈で測る。人差し指，中指，薬指を橈骨動脈（とうこつどうみゃく）にあてて脈を触れる（図３－３）。子どもが動いて１分間測定するのが難しい場合は 30 秒測定して２倍の数値を用いる，あるいは 15 秒間測定して４倍の数値を用いることもある。

脈拍の正常値は表３－１の通りである。

なお，緊急の場合は直接胸に耳を当てて心臓の音を聞いて脈拍を測る。

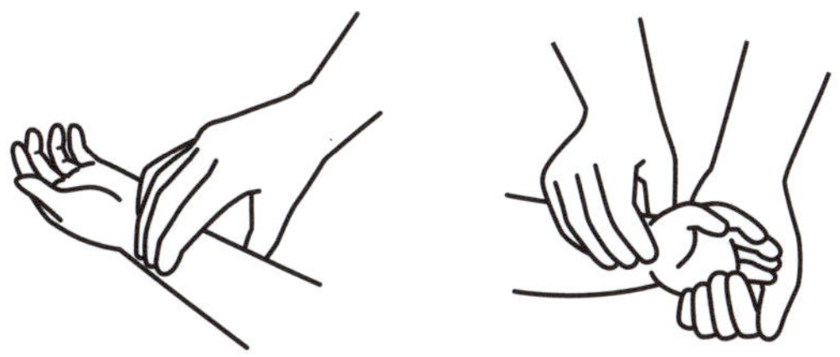

図３－３
脈拍の観察

新生児	乳児	幼児	学童	12 歳
140	120	110	90	80

（回／分）

表３－１
脈拍の正常値

● 呼吸性不整脈

息を吸うと脈が速くなり，息を吐くと脈が遅くなる現象で，異常ではない。子どもでは多く見られる。

3 呼　吸

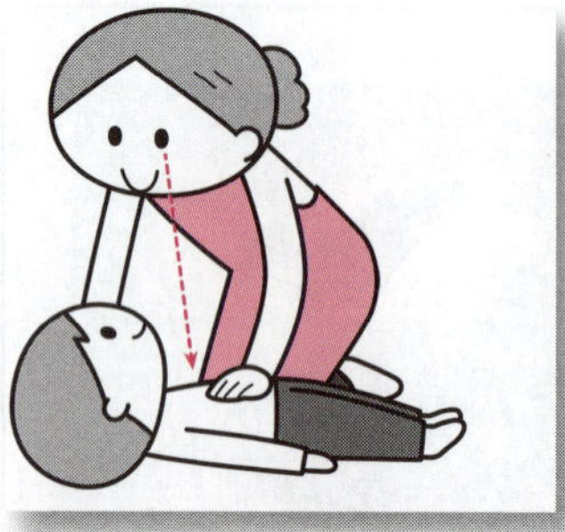

図３－４
呼吸の観察

発熱や運動で容易に変動する。呼吸数の正常値は表３－２の通りである。呼吸の観察では，数だけではなく，呼吸困難の症状（肩を上げ下げして呼吸する，息を吸うときに小鼻を膨らませる，苦しくて横になれない，ゼイゼイという音が聞こえる，など）にも注意が必要である。

表３－２
呼吸の正常値

新生児	乳児	幼児	学童	成人
40 ～ 50	35	25	20	15

（回／分）

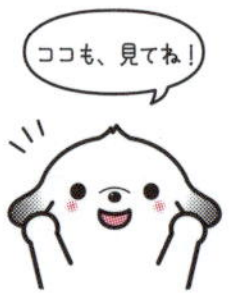

4 全身の様子

着替えの時に皮膚に発疹の出る病気（水ぼうそうやじんましんなど）を発見するチャンスがあるので注意する。またアザや傷に気付くことで**虐待**を早期発見できることがある。不潔な衣服や皮膚・爪・髪の毛の汚れも虐待のサインかもしれない。

虐待：
第１章／4地域における保健活動と子ども虐待防止（p.14）参照

子どもの様々な病気の症状を図３－５に示した。大人は自ら症状を訴えることができるが，子どもの場合は保育者の気づきにより病気を発見することが多い。かけがえのない大切な命を預かっている，という自覚を持って子どもを注意深く見守って欲しい。

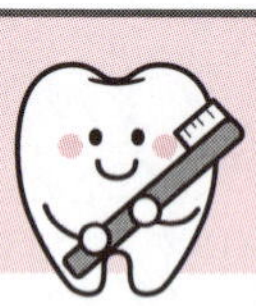

● コラム 《歯に強い保育士になろう》―デンタルネグレクト編―

歯科医　平岩清貴

虐待児の口腔所見は身体的虐待（顔面の損傷に伴う歯や歯周組織の損傷など）やネグレクトの早期発見に有効であると考えられている。歯みがきなどの口腔ケアが行われず放置されている状態，または歯科健診で指摘されたにもかかわらず適切な治療を受けさせず多数のむし歯や歯肉炎などが放置されている状態はデンタルネグレクトといわれる。このような状態は直ちに虐待とは言えないが，将来虐待の芽となる可能性があると指摘されているため，園長に報告し，注意深い経過観察を行うことが必要であり，場合によっては児童相談所への通告等の対応が求められる。

【顔色・表情】
- 顔色がいつもと違う
- 表情がぼんやりしている
- 視線が合わない
- 目つきがおかしい
- 無表情である

【目】
- 目やにがある
- 目が赤い
- まぶたが腫れぼったい
- まぶしがる

【鼻】
- 鼻水がでる
- 鼻づまりがある
- 小鼻がピクピクしている（鼻翼呼吸）

【耳】
- 痛がる
- 耳だれがある
- 耳をさわる

【口】
- 口唇の色が悪い（紫色（チアノーゼ））
- 口の中が痛い
- 舌がいちごの様に赤い

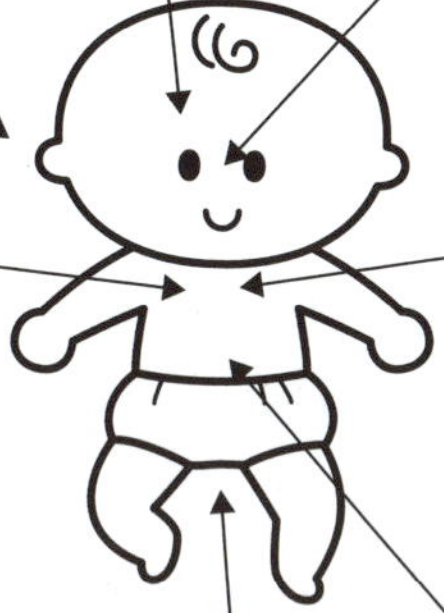

【胸】
- 呼吸が苦しそう
- ゼーゼーする
- 胸がへこむ

【のど】
- 痛がる
- 赤くなっている
- 声がかれている
- 咳がでる

【皮膚】
- 赤く腫れている
- 湿しんがある
- カサカサしている
- 水泡，化膿，出血している
- 紫斑がある
- 肌色が蒼白である
- 虫刺されで赤く腫れている
- 打撲のあざがある
- 傷がある

【食欲】
- 普段より食欲がない

【睡眠】
- 泣いて目がさめる
- 目ざめが悪く機嫌が悪い

【尿】
- 回数，量，色の濃さ，においがいつもとちがう
- 血尿が出る

【便】
- 回数，量，色の濃さ，におい，がいつもとちがう
- 下痢，便秘
- 血便が出る
- 白色便が出る

【お腹】
- 張っていてさわると痛がる
- 股の付け根が腫れている

子ども一人一人の元気な時の『平熱』を知っておくことが症状の変化に気づくめやすになります。

○いつもと違うこんな時は，子どもからのサインです！
- 親から離れず機嫌が悪い（ぐずる）
- 睡眠中に泣いて目が覚める
- 元気がなく顔色が悪い
- きっかけがないのに吐いた
- 便がゆるい
- 普段より食欲がない

○今までになかった発しんに気がついたら・・・
- 他の子どもたちとは別室へ移しましょう。
- 発しん以外の症状はないか，発しんが時間とともに増えていないか，などの観察をしましょう
- クラスや兄弟姉妹，一緒に遊んだ子どもの中に，感染症が疑われる症状がみられる子どもがいないか，確認しましょう。

図３－５　子どもの症状を見るポイント

（出典：「保育所における感染症対策ガイドライン」厚生労働省）

3 発育・発達の把握と健康診断

客観的に子どもの状態を把握するために，また疾患や異常を早期発見するために，定期的・継続的に健康状態を把握することはきわめて大切である。

1 健康診断

保育所を含む児童福祉施設では，「**児童福祉施設の設備及び運営に関する基準**」第 12 条により入所時の健康診断，少なくとも年 2 回の定期健康診断及び臨時の健康診断行わなければならないと定められている。年度初回の定期健康診断は 6 月 30 日までに行う。

健康診断の結果は 21 日以内に保護者に伝え，必要な予防処置や検査及び医療を受けるよう指示することが「学校保健安全法施行規則 9 条」に定められている。

★【**検査項目**】（学校保健安全法施行規則による）

① 身長，体重
② 栄養状態
③ 脊柱及び胸郭の疾病及び異常の有無並びに四肢の状態
④ 視力及び聴力
⑤ 眼の疾病および異常の有無
⑥ 耳鼻咽頭疾患及び皮膚疾患の有無
⑦ 歯及び口腔の疾病及び異常の有無
⑧ 結核の有無
⑨ 心臓の疾病及び異常の有無
⑩ 尿
⑪ その他の疾病及び異常の有無

なお，2016 年に座高の検査は廃止され，代わりに体重曲線・身長曲線の活用が勧められている。同時に寄生虫卵の検査も検出率が激減したため削除された。

★【**必要物品**】

聴診器，舌圧子，ペンライト，消毒液（0.02% オスバン液，アルコール消毒綿），タオル，膿盆，児童健康管理簿，筆記用具など

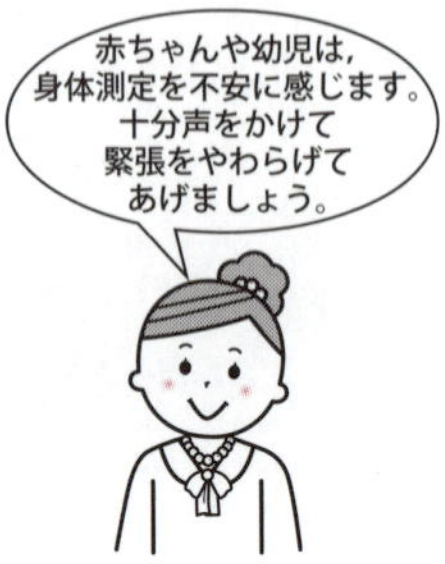
赤ちゃんや幼児は，
身体測定を不安に感じます。
十分声をかけて
緊張をやわらげて
あげましょう。

★【**身体計測時の注意**】

① 事前に正しい手技を習得しておく。
② 計測した値が通常と大きく違う場合は，再度計測して間違いがないこ

とを確認する。

③　計測者が目盛りを読み，記入者が復唱して記入する。

④　食事や排泄などの影響を受けないよう，測定時間を一定にし，年長児では排泄後に行う。

★【測定器具の点検，準備】

測定器具は年１回の計量検査を受けておく。

❶　２歳未満の乳幼児の身長測定

乳児用身長計（図３－６）を用いる。台板の上にタオルを敷く。

❷　２歳以上の幼児の身長測定

立位身長計（図３－７）を用いる。横木のぐらつきやゆるみがないか点検する。

❸　２歳未満の乳幼児の体重測定

乳児用トレイのついた，最小目盛りが 10g 単位以内で，秤量 15 ～ 20kg の乳児体重計（図３－８）を用いる。０調節はトレイにタオルを入れた状態で行う。

❹　２歳以上の幼児の体重測定

最小目盛りが 10g まで測れる幼児体重計を用いる。（図３－９）

❺　胸囲・頭囲の測定

ガラス繊維入りの合成樹脂製のもので JIS 規格の巻尺を用いる。金属性巻尺は危険を伴うことがあるので用いない。（図３－10）（図３－11）

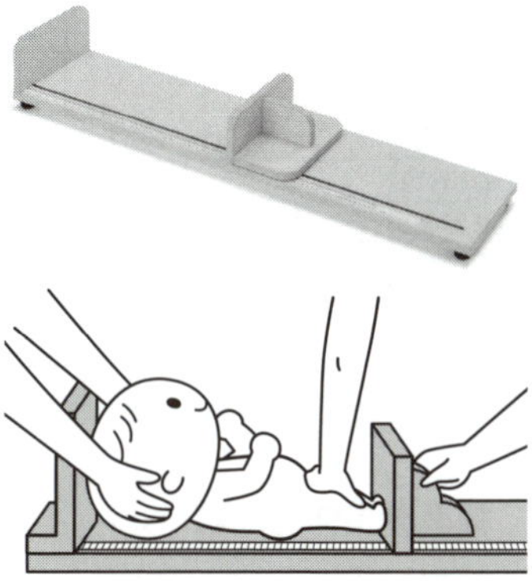

図３－６　乳児用身長計

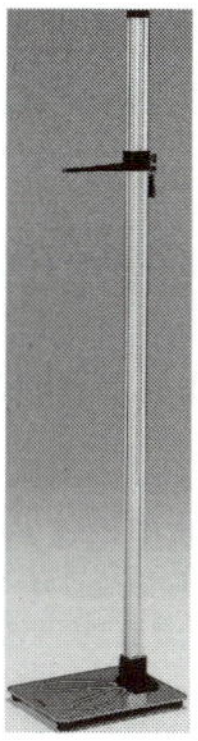

図３－７　幼児用身長計

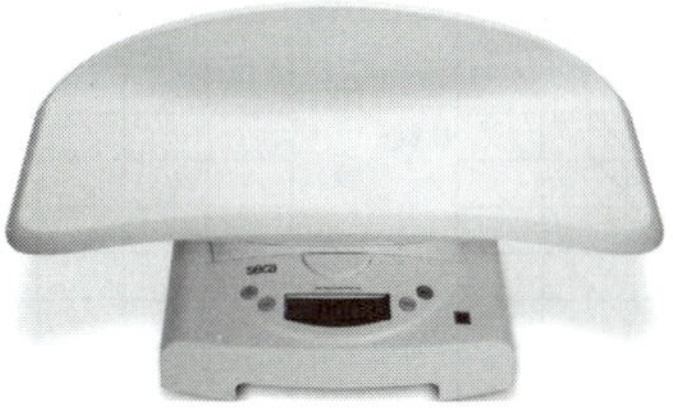

図３－８　乳児用体重計

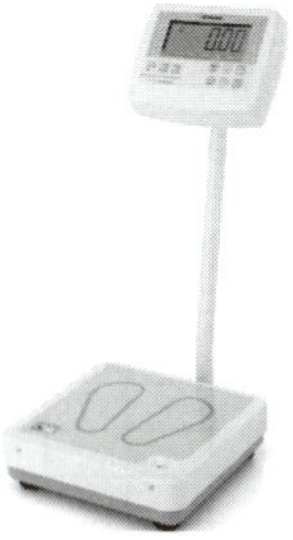

図３－９　幼児用体重計

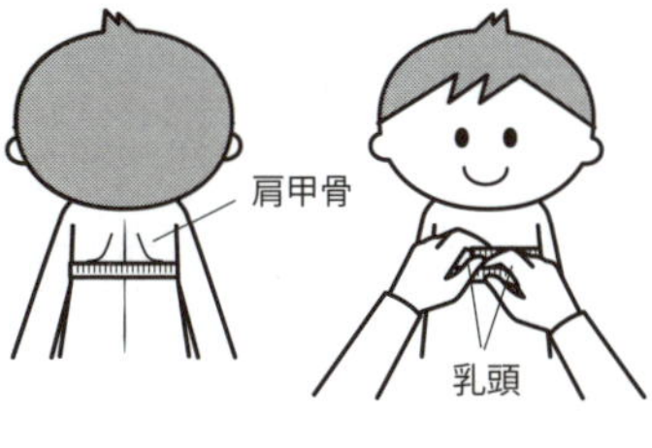

図３－10　胸囲の計測

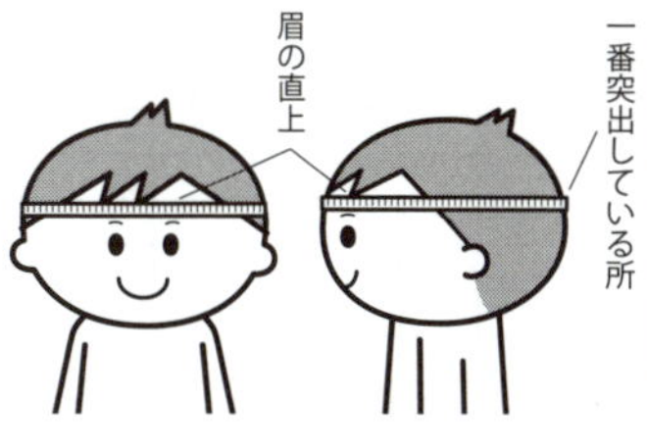

図３－11　頭囲の計測

2 身体発育の評価

1 やせと肥満の評価

乳幼児身体発育曲線：
第３章／1身体発育及び運動機能の発達と保健／4発育曲線（p.22）参照

やせと肥満の評価には，カウプ指数を用いる方法と標準身長体重曲線を用いる方法がある。なお，身長，体重それぞれの評価には乳幼児身体発育曲線を用いる。

1 カウプ指数を用いた評価

カウプ指数は幼児の体格の評価に用いられる（図３－12）。

【体重（g）÷身長（㎝）^{2}× 10】で求められる。

簡単な数式で結果を求められる利点がある一方，標準値は年齢によって異なるため，評価が煩雑である。

**図３－12
カウプ指数による発育状況の判定**

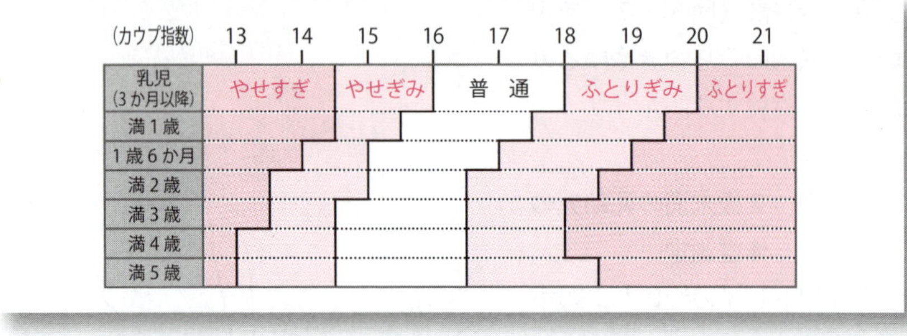

2 標準身長体重曲線

**図３－13
幼児の身長体重より肥満度をみる**

（厚生労働省雇用均等・児童家庭局「平成22年乳幼児身体発育調査報告書」2010）

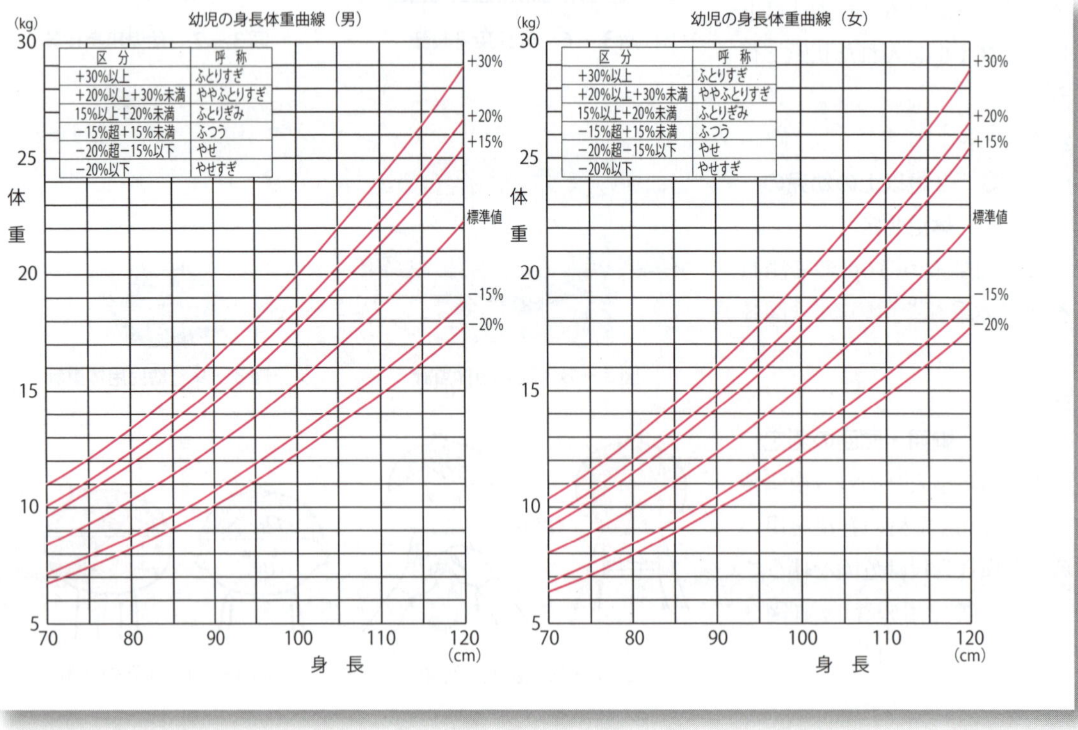

母子手帳にも収載（しゅうさい）されており，肥満度を算出する。平均体重との隔たりが分かりやすい。

乳幼児では肥満度±５%以内を「ふつう」，15%以上は「太りぎみ」，20%以上は「やや太りすぎ」，30%以上は「太りすぎ」としている。

❷ 体重増加不良児の対応

体重増加不良は子ども自身の異常（栄養摂取不良，低出生体重児，基礎疾患など）あるいは養育側の問題（不適切な授乳，ネグレクトなど）のサインである。

一方，明らかな異常がないにもかかわらずゆっくりと体重が増える児も存在する。児の活気，全身状態，授乳状況を見て総合的に判断する必要がある。子どもの体重が増えないことは保護者にとって大きな精神的ストレスであり，母性の根本を揺るがしかねない。そこに関わるときは母親の心に寄り添った配慮が必要である。

❸ 成長曲線によって見つかる異常

身体発育の評価をするとき忘れてはいけないのは，ワンポイントで評価するのではなく，成長曲線を作成して評価することである。成長曲線から多くの情報が得られる。

❶ 成長ホルモン分泌不全性低身長症（図３－14Ⓐ）

出生時の身長は正常だが，伸び率が悪いために徐々に成長曲線から下方にはずれていく。３歳では－2.5SD以下となっていることが多い。成長ホルモンを補充することで身長は改善する。

❷ 後天性甲状腺機能低下症（図３－14Ⓑ）

慢性甲状腺炎のために甲状腺の働きが低下する。成長期には甲状腺ホルモンは骨の発育に欠かせないことから，発病とともに極端に身長の伸びが悪くなる。身長以外の症状が乏しいことから，成長曲線を作成することが病気の早期発見に非常に役立つ。甲状腺ホルモンを内服することで身長は劇的に改善する。

❸ 単純性肥満（図３－14Ⓒ）

ホルモンの異常などを伴わない，食べ過ぎによる肥満を単純性肥満という。（病気に伴う肥満は「症候性肥満（しょうこうせいひまん）」という。）身長の伸びもよいが，体重の伸びはそれをはるかに上回る。

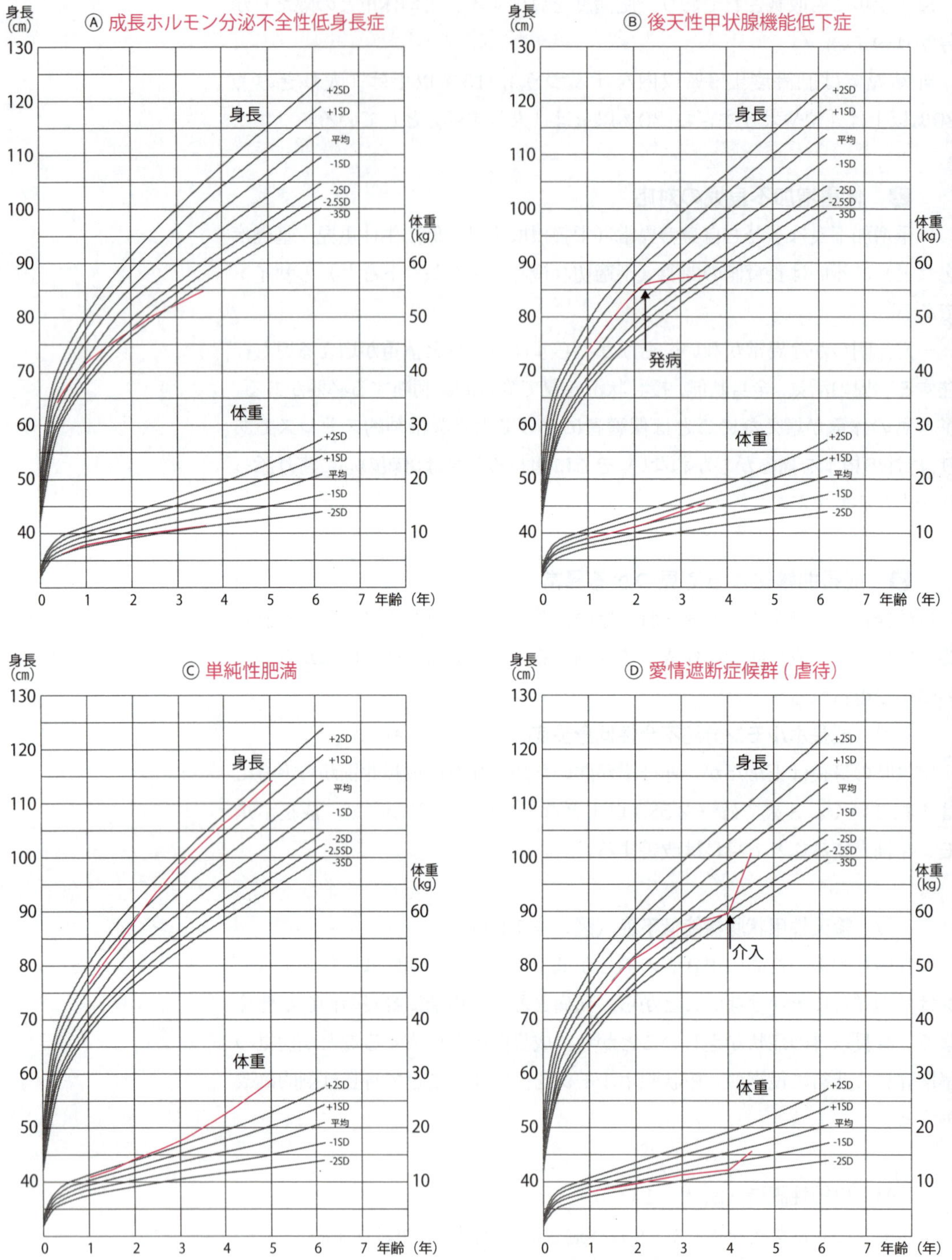

図３－14　成長曲線による病気等の評価

❹ **愛情遮断症候群（虐待）**（図３－14 Ⓓ）

虐待されている子どもは体重だけではなく，身長の伸びも悪い。病院に入院するなど環境が改善されると身長も速（すみ）やかに改善する。

（濱口典子）

4 保護者との情報共有

保護者との情報共有は，保育をする中で様々な場面で必要となる。保健的な視点においても子どもの健全な心身の発達を図るためには，家庭での養育と保育施設での保育が 24 時間連動していなくては成立しない。そのため，一人一人の子どもに対して日々の様子や体調の変化などを，口頭や連絡帳などの文字での情報共有をきめ細やかに行う必要がある。ほかにも保健衛生的な情報を紙面などで提供することや，SNS を活用して必要な人に必要な時に伝えることも情報を共有する手段としてある。この時，個人情報については「**個人情報保護法**」に従い十分に注意をして取り扱う必要がある。

保護者と情報を共有するということは，保育者が情報を提供し共有することと，保護者が情報を提供する又は保育者が保護者の情報を引き出し共有するという二方向性がある。実際には，一方向性の共有と二方向性の共有，さらに双方の情報から新たな共有が生み出されることもある。

個人情報保護法：
個人情報は，個人の人格尊重の理念の下に慎重に取り扱われることを鑑み，その適正な取り扱いがなされなければならない（第３条）。

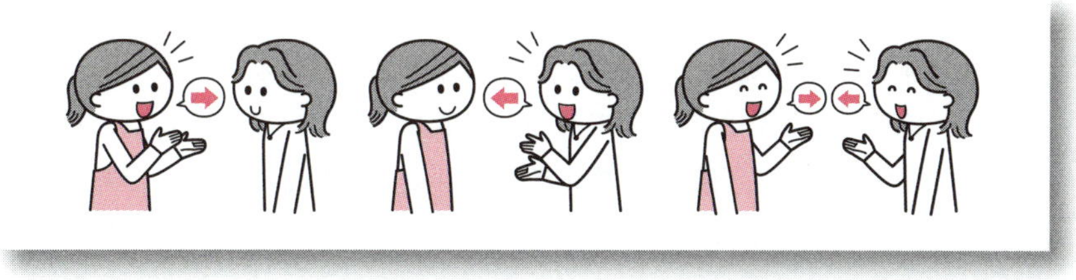

また，保護者と情報を共有するためには，その情報を一人で判断するのではなく，職員間での情報共有を行い適切な判断の元に活用をしていく必要がある。

【**保健的視点において保護者との情報共有から得られること**】
- 心身の状態に即して適切な関わりや配慮が行える
- 家庭や保育施設での生活の振り返りができる
- 急な発症や傷害への適切な対応ができる
- 長期の観察によって**疾病や障害**の疑いに気づき，保護者を通じて専門機関へ繋ぐことができる
- 不適切な養育の兆候に気づき対処できる

保健的視点において保護者との情報共有から得られること：
「保育所保育指針解説」厚生労働省編　フレーベル館　平成 30 年３月　第３章「健康及び安全」抜粋

疾病や障害：
保育の中で成長発達をする子どもたちの心身の変化に気づき専門機関へ繋ぐことで難聴・脳腫瘍・弱視・発達障害など発見されることがある。

【保護者との情報共有の具体例】（どれが正しいでしょうか？）

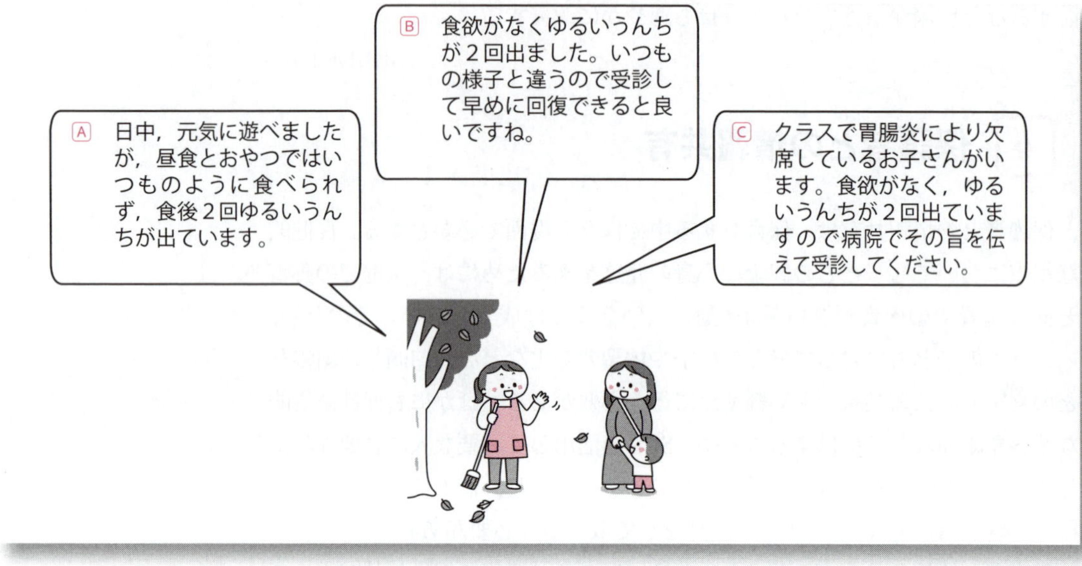
Ⓐ 日中，元気に遊べましたが，昼食とおやつではいつものように食べられず，食後２回ゆるいうんちが出ています。
Ⓑ 食欲がなくゆるいうんちが２回出ました。いつもの様子と違うので受診して早めに回復できると良いですね。
Ⓒ クラスで胃腸炎により欠席しているお子さんがいます。食欲がなく，ゆるいうんちが２回出ていますので病院でその旨を伝えて受診してください。

★★答え

事例の子どもの情報を広く把握し保育者が伝えたい情報を明確にすることで答えが異なる

Ⓐは，保護者にいつ受診するべきか判断を委ねている。

Ⓑは，体調の様子から今日受診をするように勧めている。

Ⓒは，感染性の疑いがあるので診断と治療をするように依頼している。

事例での情報共有の目的は，様子を伝え「受診をしてほしい」である。しかし「いつ」受診してほしいのか明確にして伝えなければ望ましい共有ができない。すなわち，Ⓐ・Ⓑ・Ⓒのどの必要性で受診をしてほしいかを保育者が判断して伝えなければならない。

この場合，望ましい情報共有をするためには，子どもの様子を今日ばかりでなく昨日の様子など時間の幅を広げて把握し判断する。さらに保育の現場ではクラスや施設全体の集団としての情報を把握することが重要である。個の情報と全体の情報を把握し，緊急性の有無など伝えたいことを明確にしたうえで，保護者に伝わりやすい言葉を選び必要な情報を共有することが大切である。

（佐藤直子）

● やってみよう

❶ 登所（園）時，Ａちゃん，５歳女子，の父親から「昨日，お兄ちゃん（小学１年生）とお風呂で喧嘩して背中をひっかかれたらしいので今日はプールに入れないでください」と言われました。父親とともに背中を観察しようとしたが，父親は「仕事に遅刻しそう」と慌ただしく行ってしまいました。その後の観察事項と配慮を具体的に書いてみましょう。この園には看護師さんが勤務しています。

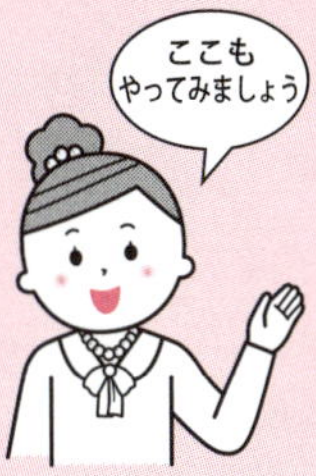

観察・対応	配　慮
例：Ａちゃんに「プール残念だね。お風呂でお兄ちゃんとけんかしたの？」と声をかけて反応をみる。	他の子どもがそばにいないときに聞く。楽しみにしていたプールに入れなくて残念な気持ちに共感する。

● 直子先生の回答例

受け入れ時の保護者や子どもの様子から，注意深い観察が必要であることに“気づき”ましたか。“気づく”為には保護者と子どもの関係性を把握していることが重要です。

服の下の外傷については注意深く観察する必要があります。この場合，子どもが普段と変わらない様子であれば傷が保護者の申し出と同じであるか確認をします。しかし，言いたがらない，ひっかいたのはお兄ちゃんではないと言う，出血や傷の痛みを強く訴える，また，傷が申し出と異なりやけど，殴打，大人の手の跡が残っているような場合は児童虐待も疑われ，児童相談所などに通告をする必要があります。

このような場合は，所（園）長に報告すると共に子どもに充分配慮をしながら別室で看護師を含め複数の職員と観察することが必要です。保育所等ではいろいろな場面で“気づき”機会をとらえて，意図的に観察をすることが大切です。

第４章
子どもの疾病の予防及び適切な対応

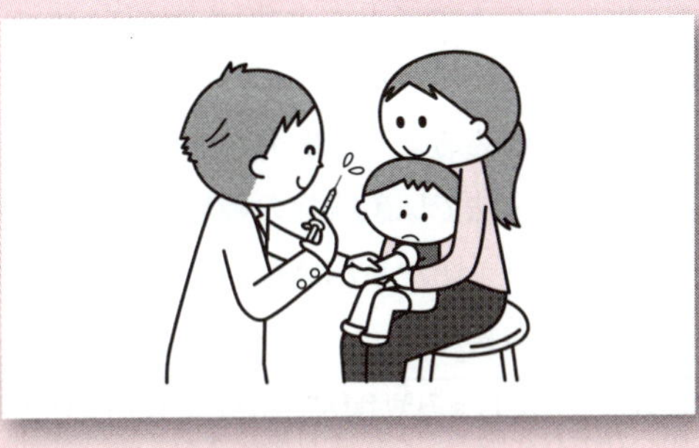

1　子どもの疾病の特徴

小児は成人のミニチュアではない。これは小児科領域でよく使用される言葉である。小児は日々，前章で述べているように肉体が成長し，身体機能や精神機能が発達している。そのため成人とは異なる病気の特徴がある。

具体的には以下のことが挙げられる。

❶ 先天性の要因による疾患が多い（遺伝子異常，染色体異常など）。

❷ 慢性疾患は少なく，急性疾患がほとんどである。

❸ 感染症が圧倒的に多く，発熱もきたしやすい。

❹ 体内の**水分量**が多く，脱水症をきたしやすい。

❺ 急激に悪化することもあるが，回復も早いことが多い。

小児の水分量：
第２章／2生理機能の発達と保健6水分代謝（p.34）参照

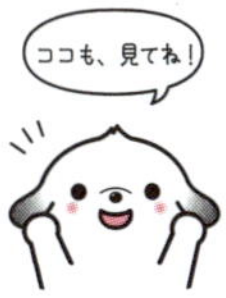

2 保育の現場でよくある疾患

1 感染症と予防接種

感染症とは病原性微生物（ウイルス，細菌，真菌など）が体内に侵入することにより発症する。乳幼児が長時間にわたり集団で生活する保育所などにおいては一人一人の子どもと集団全体について安全を確保する必要がある。感染微生物の感染形式を熟知(じゅくち)し，予防に努めるとともに感染症が発症した場合に最小限に留めるように努力しなければならない（表４－１）。

学校保健安全法では感染症の種類が表４－２のように分類されており，学校・園における予防から出席停止期間を定めているものがある。登校・登園基準を表４－３に示す。

表４－１
感染経路と対策

飛沫感染	感染の仕方	感染している人が咳・くしゃみや会話をしたときに病原体を含む水滴を飛沫し，近くにいる人（１～２m）がそれを吸うことにより感染する。
	病原体	A 群溶血性レンサ球菌，百日咳菌，肺炎球菌，マイコプラズマなどの細菌 インフルエンザウイルス，RS ウイルス，ムンプスウイルスなど多くのウイルス
	対　策	感染者から２m以上はなれる。感染者にマスクを着用させる。
空気感染	感染の仕方	飛沫感染と同様の水滴が乾燥し，それが空気に乗って拡散したものを吸うことで感染する。感染範囲は空間全体に及ぶ。
	病原体	結核菌，麻しんウイルス，水痘ウイルス
	対　策	感染者を隔離することでしか感染を防止できない。
接触感染	感染の仕方	感染源に直接触れる（抱っこ，握手など）ことで起こる場合と間接接触による場合（遊具，タオルなど）がある。病原体の付着した手で鼻や目を触ったり，なめたりして病原体が体内に侵入することで感染が成立する。
	病原体	黄色ブドウ球菌，腸管出血性大腸菌など，ノロウイルス，ロタウイルス，RS ウイルス，アデノウイルス，インフルエンザウイルス，伝染性軟属腫ウイルスなど ヒゼンダニ，アタマジラミ，白癬菌など
	対　策	手洗いを徹底する。タオルの共有は避け，手洗い後は紙タオルを使用する。吐物や便の処理後はしっかり消毒する。（図２－18「手洗いの方法」 p.50）
経口感染	感染の仕方	病原体を含んだ食物や水分を口にすることによって感染が成立する。
	病原体	腸管出血性大腸菌，黄色ブドウ球菌，サルモネラ菌，カンピロバクター属菌 ロタウイルス，ノロウイルス，アデノウイルス，エンテロウイルスなど
	対　策	調理器具の洗浄・消毒，十分な過熱，調理従事者の体調管理など
血液媒介感染	感染の仕方	感染者の血液に触れることで感染が成立する。
	病原体	B 型肝炎ウイルス，C 型肝炎ウイルス，ヒト免疫不全ウイルス（HIV）
	対　策	子どもの傷の処置などは使い捨て手袋を使用する。傷はガーゼや絆創膏で覆う。
蚊媒介感染	感染の仕方	病原体を持った蚊に刺されることによって感染する。
	病原体	日本脳炎ウイルス，デングウイルス マラリア
	対　策	蚊の発生を減らすため溝の清掃や水溜りを作らないようにする。藪などでは長袖長ズボンなどで肌の露出を減らす。

第一種感染症	エボラ出血熱，クリミア･コンゴ出血熱，痘瘡，南米出血熱，ペスト，マールブルグ病，ラッサ熱，急性灰白髄炎（ポリオ），ジフテリア，重症急性呼吸器症候群（SARS コロナウイルスによるもの），中東呼吸器症候群（MERS コロナウイルスによるもの），特定鳥インフルエンザ（感染症法第６条第３項第６号に規定する鳥インフルエンザ）
第二種感染症	インフルエンザ（特定鳥インフルエンザを除く），百日咳，麻しん，流行性耳下腺炎，風しん，水痘，咽頭結膜熱，新型コロナウイルス感染症，結核，侵襲性髄膜炎菌感染症（髄膜炎菌性髄膜炎）
第三種感染症	コレラ，細菌性赤痢，腸管出血性大腸菌感染症，腸チフス，パラチフス，流行性角結膜炎，急性出血性結膜炎，その他の感染症

表４－２
学校保健安全法施行規則第 18 条における感染症の種類

（こども家庭庁「保育所における感染症対策ガイドライン」2023 改訂）

第一種感染症	治癒するまで	
第二種感染症（結核および髄膜炎菌性髄膜炎を除く）	病状により学校医その他の医師において感染のおそれがないと認めたときは，この限りではない。	
	インフルエンザ	発症した後５日，かつ幼児にあっては解熱した後３日（学童以上では２日）を経過するまで
	百日咳	特有の咳が消失するまで又は５日間の適正な薬による治療が終了するまで
	麻しん（はしか）	解熱した後３日を経過するまで
	流行性耳下腺炎（おたふくかぜ）	耳下腺などの腫れが出現した後５日を経過し，かつ全身状態が良好になるまで
	風しん（三日ばしか）	発疹が消失するまで
	水痘（水ぼうそう）	全ての発疹がかさぶたになるまで
	咽頭結膜熱	主要症状が消失した後２日を経過するまで
	新型コロナウイルス	発症した後５日，かつ症状が軽快した後１日を経過するまで
第三種感染症（結核および髄膜炎菌性髄膜炎を含む）	病状により学校医その他の医師において感染のおそれがないと認めるまで	

表４－３
登園停止の期間

（こども家庭庁「保育所における感染症対策ガイドライン」2023 改訂より改変）

● 予防接種

近年，予防接種多くの感染症が減少傾向にある。これらの病気はワクチンで予防できる病気（ＶＰＤ）と呼ばれる。日本では定期の予防接種と任意の予防接種があり，それぞれに接種時期が決まっているため，接種の確認が必要である（表４－４）。

職員のこれまでの予防接種の状況を把握（はあく）し，必要であれば嘱託医（しょくたくい）に相談し予防接種を勧めることも重要である。

VPD：
Vaccine（ワクチン）
Preventable（防げる），
Disease（病気）
の略です

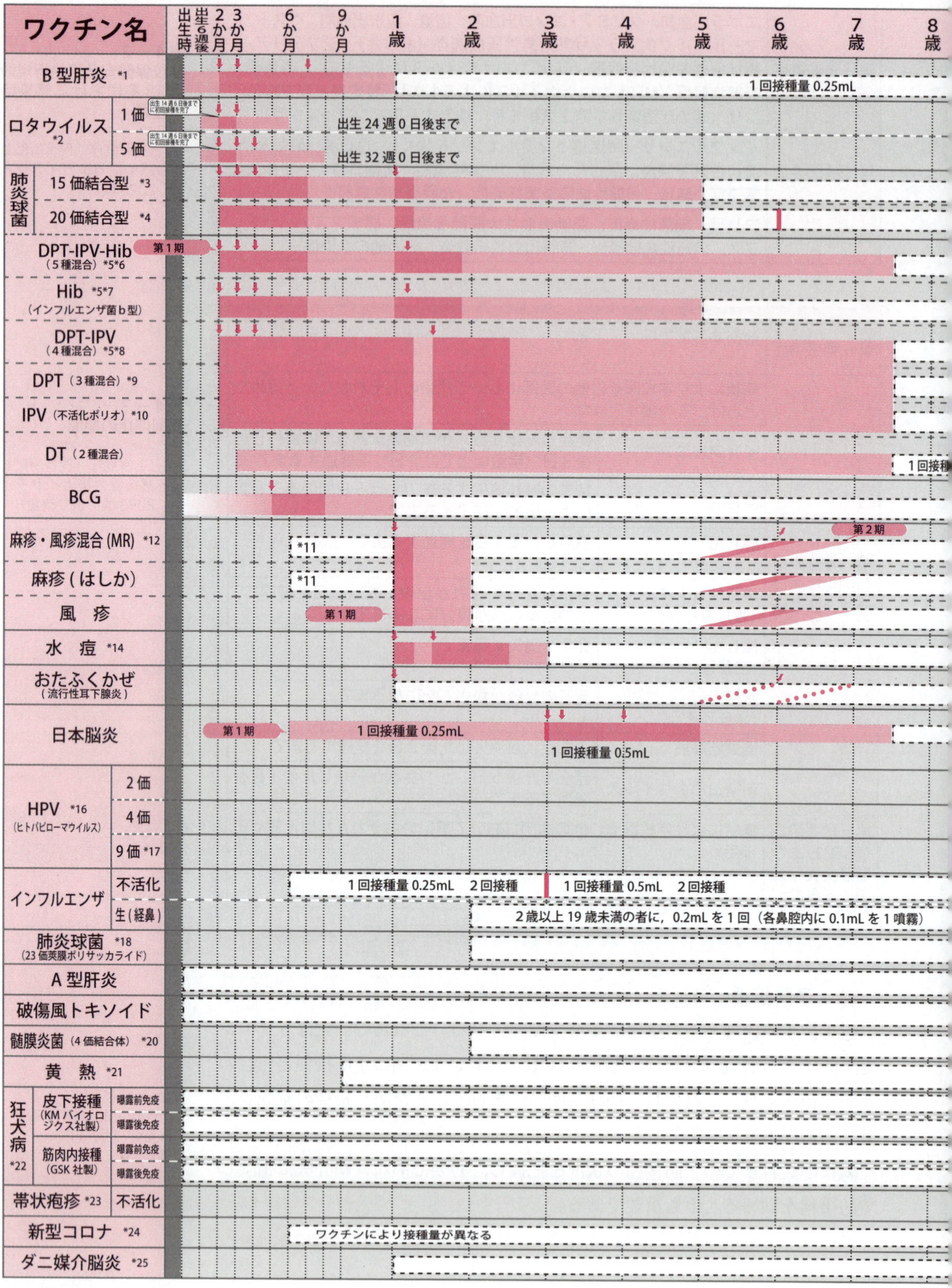
ワクチン名
出生時
出生6週後
2か月
3か月
6か月
9か月
1歳
2歳
3歳
4歳
5歳
6歳
7歳
8歳
B型肝炎 *1
1回接種量 0.25mL
ロタウイルス *2
1価
出生14週6日後までに初回接種を完了
出生24週0日後まで
5価
出生14週6日後までに初回接種を完了
出生32週0日後まで
肺炎球菌
15価結合型 *3
20価結合型 *4
DPT-IPV-Hib（5種混合）*5*6
第1期
Hib *5*7（インフルエンザ菌b型）
DPT-IPV（4種混合）*5*8
DPT（3種混合）*9
IPV（不活化ポリオ）*10
DT（2種混合）
1回接種
BCG
麻疹・風疹混合（MR）*12
*11
第2期
麻疹（はしか）
*11
風　疹
第1期
水　痘 *14
おたふくかぜ（流行性耳下腺炎）
日本脳炎
第1期
1回接種量 0.25mL
1回接種量 0.5mL
HPV *16（ヒトパピローマウイルス）
2価
4価
9価 *17
インフルエンザ
不活化
1回接種量 0.25mL　2回接種
1回接種量 0.5mL　2回接種
生（経鼻）
2歳以上19歳未満の者に，0.2mLを1回（各鼻腔内に0.1mLを1噴霧）
肺炎球菌 *18（23価莢膜ポリサッカライド）
A型肝炎
破傷風トキソイド
髄膜炎菌（4価結合体）*20
黄　熱 *21
狂犬病 *22
皮下接種（KMバイオロジクス社製）
曝露前免疫
曝露後免疫
筋肉内接種（GSK社製）
曝露前免疫
曝露後免疫
帯状疱疹 *23
不活化
新型コロナ *24
ワクチンにより接種量が異なる
ダニ媒介脳炎 *25

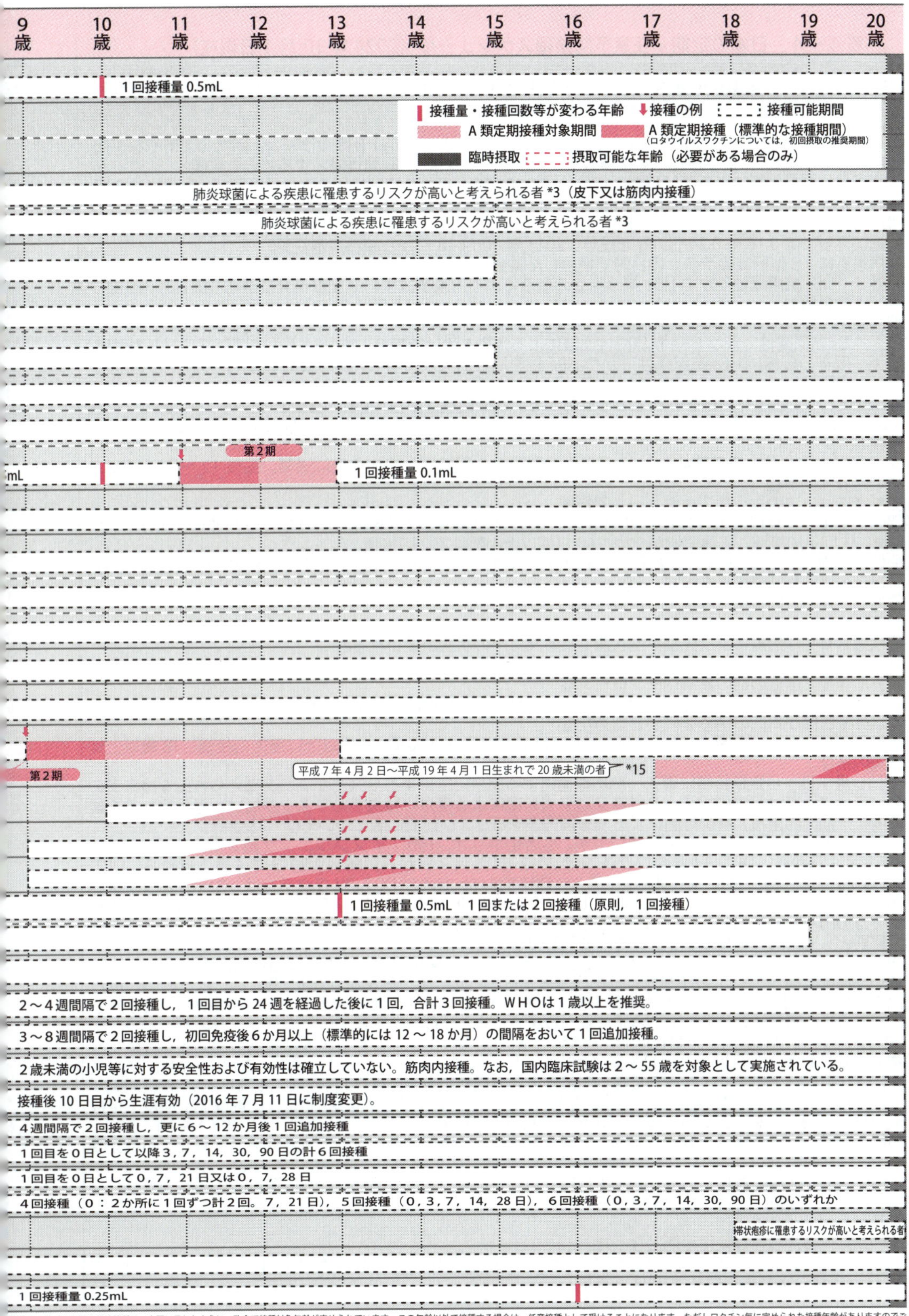

接種法に基づく定期の予防接種は，本図に示したように，政令で接種対象年齢が定められています。この年齢以外で接種する場合は，任意接種として受けることになります。ただしワクチン毎に定められた接種年齢がありますのでご
下さい。なお，⬇は一例を示したものです。接種スケジュールの立て方については被接種者の体調・生活環境，基礎疾患の有無等を考慮して，かかりつけ医あるいは自治体の担当者とよく御相談下さい。

表４－４　日本の定期／任意予防接種スケジュール（2024 年 10 月 1 日現在）

*1　2016 年 10 月 1 日から定期接種導入。2016 年 4 月 1 日以降に生まれた者が対象。母子感染予防は HB グログリンと併用して定期接種ではなく健康保険で受ける。
健康保険適用：
① B 型肝炎ウイルス母子感染の予防 (抗 HBs 人免疫グロブリンとの併用)【HB ワクチン】通常, 0.25mL を 1 回, 生後 12 時間以内を目安に皮下接種（被接種者の状況に応じて生後 12 時間以降とすることも可能。その場合であっても生後できるだけ早期に行う）。更に 0.25mL ずつを初回接種の 1 か月後及び 6 か月後の 2 回, 皮下接種。ただし，能動的 HBs 抗体が獲得されていない場合には追加接種。【HBIG（原則として HB ワクチンとの併用)】初回注射は 0.5 ～ 1.0mL を筋肉内注射。時期は生後 5 日以内（なお, 生後 12 時間以内が望ましい)。また，追加注射には 0.16 ～ 0.24mL/kg を投与。2013 年 10 月 18 日から接種月齢変更。
②血友病患者に「B 型肝炎の予防」の目的で使用した場合
③業務外で「HBs 抗原陽性でかつ HBe 抗原陽性の血液による汚染事故後の B 型肝炎発症予防 (抗 HBs 人免疫グロブリンとの併用)」
労災保険適用：
①業務上, HBs 抗原陽性でかつ HBe 抗原陽性血液による汚染を受けた場合 (抗 HBs 人免疫グロブリンとの併用)
②業務上，既存の負傷に HBs 抗原陽性でかつ HBe 抗原陽性血液が付着し汚染を受けた場合 (抗 HBs 人免疫グロブリンとの併用)

*2　「出生○週後」は，生まれた日を 0 日として計算する。初回接種は出生 14 週 6 日後までに行う。1 価で 2 回接種，5 価で 3 回接種のいずれかを選択。2020 年 10 月 1 日から，2020 年 8 月 1 日以降に生まれた児を対象に定期接種導入。

*3　生後 2 か月以上 7 か月未満で開始し，27 日以上の間隔で 3 回接種。追加免疫は通常，生後 12 ～ 15 か月に 1 回接種の合計 4 回接種。
接種もれ者には，次のようなスケジュールで接種。
接種開始が生後 7 か月以上 12 か月未満の場合：27 日以上の間隔で 2 回接種したのち，60 日間以上あけてかつ 1 歳以降に 1 回追加接種。接種開始が 1 歳：60 日間以上の間隔で 2 回接種。
接種開始が 2 歳以上 18 歳未満:1 回接種。なお,「肺炎球菌による疾患に罹患するリスクが高いと考えられる者」とは，以下のような状態の者を指す。
・慢性的な心疾患，肺疾患，肝疾患又は腎疾患
・糖尿病
・基礎疾患若しくは治療により免疫不全状態である又はその状態が疑われる者
・先天的又は後天的無脾症（無脾症候群，脾臓摘出術を受けた者等）
・鎌状赤血球症又はその他の異常ヘモグロビン症
・人工内耳の装用，慢性髄液漏等の解剖学的要因により生体防御機能が低下した者
・上記以外で医師が本剤の接種を必要と認めた者
注：接種方法が年齢により異なる。2 か月齢以上 18 歳未満は皮下接種，6 歳以上は筋肉内接種。18 歳以上は筋肉内接種。

*4　2024 年 10 月 1 日から定期接種に導入。肺炎球菌による疾患に罹患するリスクが高いと考えられる 6 歳未満の者においては皮下又は筋肉内接種。高齢者又は肺炎球菌による疾患に罹患するリスクが高いと考えられる 6 歳以上の者に，筋肉内接種。肺炎球菌による疾患に罹患するリスクが高い者については，*3 参照。

*5　D：ジフテリア，P：百日咳，T：破傷風，IPV：不活化ポリオ，Hib：インフルエンザ菌 b 型を表す。IPV は 2012 年 9 月 1 日から，DPT-IPV 混合ワクチンは 2012 年 11 月 1 日から，Hib は 2013 年 4 月 1 日から，DPT-IPV-Hib は 2024 年 4 月 1 日から定期接種に導入。DPT-IPV-Hib および DPT-IPV ワクチンは，生ポリオワクチン株であるセービン株を不活化した IPV を混合した DPT-sIPV-Hib ワクチンと DPT-sIPV ワクチン。第 1 期の接種においては DPT-IPV-Hib，DPT-IPV と Hib（，DPT と IPV と Hib）等使用するワクチンを選択可能な場合であっても，原則として，同一種類のワクチンを必要回数接種する。

*6　初回接種については標準として生後 2 か月以上 7 か月未満で接種を開始し，20 日以上（標準的には 20 ～ 56 日まで）の間隔をおいて 3 回, 皮下または筋肉内接種する。初回接種から 6 か月以上（標準的には 6 ～ 18 か月）の間隔をおいて 1 回皮下または筋肉内接種する。なお，Hib 感染症の定期接種として DPT-IPV-Hib を使用する場合は初回接種の開始時の月齢に関わらず接種回数を減じる取り扱いは不要。

*7　2008 年 12 月 19 日から国内での接種開始。通常，本剤の接種は生後 2 か月以上 5 歳未満の間にある者に行うが，標準として生後 2 か月以上 7 か月未満で接種を開始すること。接種方法は，通常，生後 12 か月に至るまでの間に 27 日以上の 間隔で 3 回皮下接種（医師が必要と認めた場合には 20 日間隔で接種可能）。接種開始が生後 7 か月以上 12 か月未満の場合は，通常，生後 12 か月に至るまでの間に 27 日以上の間隔で 2 回皮下接種（医師が必要と認 めた場合には 20 日間隔で接種可能）。初回接種から 7 か月以上あけて，1 回皮下接種（追加）。接種開始が 1 歳以上 5 歳未満の場合，通常，1 回皮下接種。健康保険適用となる場合があり，詳細は添付文書参照。

*8　初回接種については標準として生後 2 か月以上 12 か月に至るまでの間に 20 日以上(標準的には 20 ～ 56 日まで) の間隔をおいて 3 回皮下接種。初回接種から 6 か月以上（標準的には 12 ～ 18 か月）の間隔をおいて 1 回皮下接種する。

*9　2018 年 1 月 29 日から再び使用可能となった。

*10　なお，生ポリオワクチン（OPV）2 回接種者は，ポリオ流行国渡航前を除き，IPV の接種は不要。OPV1 回接種者は IPV3 回接種。OPV 未接種者は IPV4 回接種。

*11 緊急避難的に接種する場合がある。
*12 原則としてMRワクチンを接種。なお，同じ期内で麻疹ワクチンまたは風疹ワクチンのいずれか一方を受けた者，あるいは特に単抗原ワクチンの接種を希望する者は単抗原ワクチンの選択可能。
*13 詳細は https://www.niid.go.jp/niid/images/idsc/disease/rubella/Rubella-HItiter8_Ver4.pdf を参照。
*14 2014年10月1日から定期接種導入。3か月以上（標準的には6～12か月）の間隔をあけて2回接種。
*15 平成7年4月2日から平成19年4月1日生まれの者で4回の接種が終わっていない者。ただし20歳未満の者に限る。
*16 基本的に同一のワクチンを規定の回数，筋肉内に接種。接種間隔・回数はワクチンによって異なる。なお，2020年12月から4価ワクチンの対象に9歳以上の男性が加わったが，定期接種の対象は小学校6年生～高校1年生相当年齢の女性のみ。平成9年度生まれ～平成19年度生まれの女性で，過去にHPVワクチンの接種を3回受けていない者は，令和4年4月～令和7年3月の間，改めての接種機会あり。
*17 9歳以上の女性に，1回0.5mLを合計3回，筋肉内注射。2回目は初回接種の2か月後，3回目は6か月後に接種。初回接種の2か月後及び6か月後に接種できない場合，2回目接種は初回接種から少なくとも1か月以上，3回目接種は2回目接種から少なくとも3か月以上の間隔をおいて接種する。9歳以上15歳未満の女性は，初回接種から6～12か月の間隔を置いた合計2回の接種とすることができる。
*18 2014年10月1日から定期接種導入。2024年度から65歳の者が接種対象。健康保険適用となる場合があり，詳細は添付文書参照。
*19 妊娠24～26週の妊婦または，60歳以上の者に1回0.5mLを筋肉内に接種する。
*20 2024年10月1日現在，ジフテリアトキソイド結合体ワクチン（製品名：メナクトラ®筋注）と，破傷風トキソイド結合体ワクチン（製品名：メンクアッドフィ®筋注）がある。メンクアッドフィ®筋注は健康保険適用となる場合があり，詳細添付文書参照。補体阻害薬の適性使用上，2歳未満でも髄膜炎菌ワクチンの接種が必要な症例あり。
*21 一般医療機関での接種は行われておらず，検疫所での接種。
*22 2つの製剤があるが，KMバイオロジクス（株）製は皮下接種，GSK（株）製は筋肉内接種で行う。接種間隔，接種回数はそれぞれのワクチンの添付文書を参照のこと。なお，2024年10月現在，KMバイオロジクス（株）製は出荷停止されており，供給再開時期は未定である。
*23 50歳以上の者には，0.5mLを2回，通常，2か月の間隔をおいて，筋肉内に接種する。帯状疱疹に罹患するリスクが高いと考えられる18歳以上の者には，0.5mLを2回，通常，1～2か月の間隔をおいて，筋肉内に接種する。
帯状疱疹に罹患するリスクが高いと考えられる者とは，以下のような状態の者を指す。
・疾病又は治療により免疫不全である者，免疫機能が低下した者又は免疫機能が低下する可能性がある者
・上記以外で，医師が本剤の接種を必要と認めた者
*24 ワクチンにより接種量，対象年齢が異なるため，詳細は添付文書を参照。
*25 初回免疫の場合，3回，筋肉内に接種し，以降必要に応じて追加接種を行う。

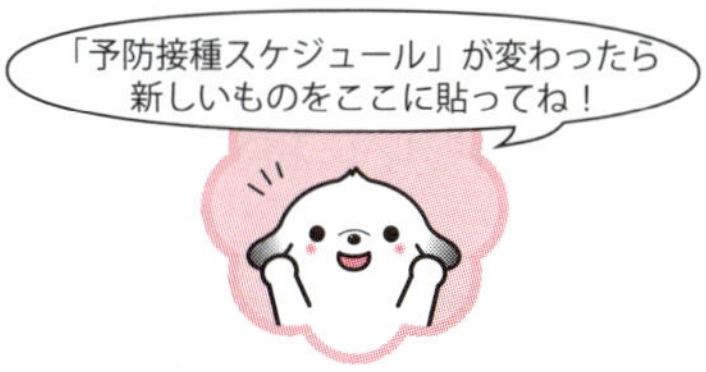
「予防接種スケジュール」が変わったら
新しいものをここに貼ってね！

予防接種スケジュールは定期的に更新されています。
最新のものを下記のサイトによりご確認ください。

国立感染症研究所

https://www.niid.go.jp/niid/ja/vaccine-j/2525-v-schedule.html

❶ ウイルス感染症

一般的に風邪といわれる疾患のほとんどがウイルス感染症である。鼻粘膜・気管支粘膜などから浸入し，増殖する。増殖したウイルスは血中に放出され，発熱を含むさまざまな症状を引き起こす。

インフルエンザや水痘を除いては特異な治療法はなく，**対症療法**が中心となる。発熱期間や症状は個々のウイルスによって異なり，最終的には免疫力によって治癒する。

> **対症療法：**
> 病気の根本を治すのではなく，熱があれば解熱剤を使用するといった症状に対する治療のこと。

❶ 麻しん

一般的に「**はしか**」と呼ばれる麻しんウイルスによる感染症である。空気感染のためきわめて感染力が強く，症状も重症である。数年に一度は局地での感染の流行が問題となる。約10日の潜伏期間の後に発熱，咳，鼻水，目やになどの症状が出現する（カタル期)。その後いったん解熱傾向を示すが，再度発熱し，**発疹**も出現する（発疹期)。発疹は首・胸部から出現し，全身に広がる紅斑であり，癒合傾向および色素沈着をきたすのが特徴である。合併症をきたしやすく肺炎，中耳炎，脳炎などがあり，死亡する例もみられる。予防はＭＲワクチン（麻疹･風疹混合ワクチン）が有効であり，現在は１歳，小学校入学前の２回，定期接種を行っている。

学校保健安全法により解熱後３日間は出席停止となる。

> **発疹：**
> 小児の感染症は発疹を伴うことが多く，多くの育児書などでも発疹が専門用語を使用して表現されており，ここで各発疹の特徴をまとめておく。
> - 斑：皮膚の表面から盛り上がっていない限局した色の変化
例　紅斑，白斑
> - 丘疹：皮膚の表面から盛り上がった直径1㎝より小さい発疹
> - 膨疹（ぼうしん)：皮膚の表面から扁平に盛り上がった限局性の発疹で，じんま疹としてみられる。
> - 水疱：液体成分を含み，皮膚を通して透けて見える発疹

❷ 風しん

一般的には「**3日はしか**」と呼ばれる風しんウイルスによる感染症である。麻しんと異なり飛沫感染であり，潜伏期間は約３週間である。発熱とともに全身に淡い紅斑が出現して３日程で軽快する。合併症としては関節炎，血小板減少性紫斑病などをきたすことがある。抗体のない妊婦が罹患すると，胎児に先天性風疹症候群（白内障，難聴，心疾患など）と呼ばれる障害をきたすことがあるため注意を要する。

麻しんとともにＭＲワクチンにて予防を行う。学校保健安全法では発疹が消失するまで出席停止となる。

近年の風しんの流行に対して厚生労働省は，過去に予防接種が行われていなかった年代の成人男性に対し抗体検査およびその結果で無料で予防接種を受けることが可能になった（第５期定期接種)。

❸ 水　痘

一般的には「**水ぼうそう**」と呼ばれる水痘・帯状疱疹ウイルスによる感染症である。空気感染をきたし，約２週間の潜伏期間の後，全身に発疹をきたす。発疹は頭皮内や粘膜にも出現し，発赤・水疱・痂皮（かさぶた）が混在する。

予防はワクチンで行い，重症例には抗ウイルス剤の投与を行う。一度水痘に罹患するとウイルスが神経細胞に潜み，免疫力が低下したときに帯状疱疹として発症する。すべての発疹が痂皮化すれば登園してもかまわない。

❹ 流行性耳下腺炎

一般的には「**おたふく風邪**」と呼ばれるムンプスウイルスによる感染症である。潜伏期間は2～3週間であり，両側の耳下腺や顎下腺が腫脹する。安静のみで軽快するが，合併症として髄膜炎，**難聴**，膵炎，精巣（卵巣）炎などがおこる可能性がある。鑑別診断として反復性耳下腺炎があり，片側のみの耳下腺が何度も腫脹する疾患であるが，感染症ではなく隔離も必要ない。流行性耳下腺炎の予防は任意接種のワクチンにて行う。学校保健安全法により耳下腺腫脹開始から5日は出席停止となる。

難聴：
文献により1000人から数万人に一人が耳下腺炎が治った後でも片方の耳が聞こえなくなる（片側性難聴）ことがある。ごく稀に両側の耳が聞こえなくなる例もある。治療は困難であり，人工内耳となることもある。

❺ 突発性発疹

ヘルペスウイルス6型および7型による感染症であり，生後2歳までにほぼ全ての子どもが感染する。生後初めての熱の場合が多く，発熱の割に機嫌が良いことが多い。3～4日の持続する高熱が解熱した後に，体を中心に紅班が出現し，鼻水や軟便などの症状を認めることもある。多くは予後良好であるが，熱性痙攣や脳炎をきたす場合もある。

❻ 伝染性紅斑

一般的に「りんご病」と呼ばれるパルボウイルスB 19による感染症である。感冒症状の1週間ほど後に両側頬部に紅斑が出現し，手足にもレース状の紅班が出現する。発疹の出現時には感染力はなく，出席停止の必要はない。痒みを伴う場合は対症療法を行い，日光暴露により紅班が増悪するため注意を要する。妊婦が罹患すると流産や死産の可能性がある。

❼ 手足口病，ヘルパンギーナ

ともにエンテロウイルスやコクサッキーウイルスの感染症である。夏場に多く「夏風邪」といわれることも多い。ヘルパンギーナは数日間の高熱および口腔内にアフタを認める。手足口病は高熱はでないこともあるが，手，足，臀部などにも発疹を認める。ともに嚥下痛のために脱水症になりやすく，疼痛を増悪する果汁などの摂取を控えることが必要となる。比較的予後良好であるが，まれに脳炎をきたす。

解熱しており，全身状態が良好で普段の食事がとれれば，登園してもかまわない。

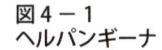

図4－1
ヘルパンギーナ

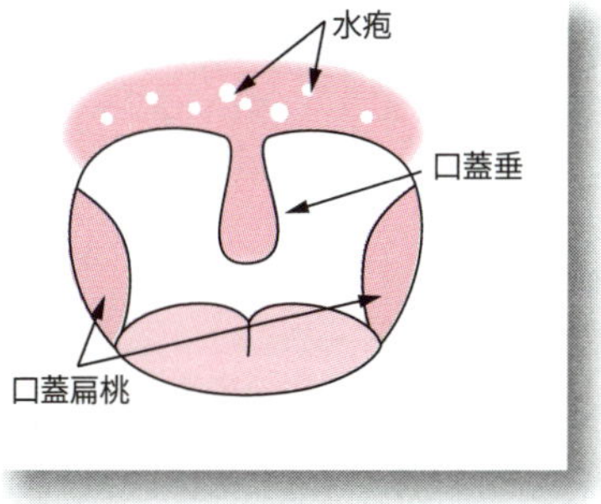

❽ アデノウイルス感染症

一般的には「プール熱」と呼ばれる咽頭結膜熱や流行性角結膜炎の原因となる。夏場に多く，プールなどでも粘膜を介してうつることもある（規定の消毒を行っていれば水から直接感染することはない）。高熱が４～５日と長く続くことが特徴であり，扁桃炎，肺炎，結膜炎などをきたす。

ワクチンはなく，手洗いやタオルを共用しないなどで予防する。

咽頭結膜熱は症状消失後２日は出席停止となり，流行性角結膜炎の場合は結膜炎の症状が消失するまでは出席停止となる。

❾ インフルエンザ

冬場に大流行するインフルエンザウイルスによる感染症である。潜伏期間は１～２日であり，突然の高熱で発症することが多い。頭痛，倦怠感，関節痛などが強いことも特徴である。肺炎，中耳炎などさまざまな合併症をきたすが，脳炎・脳症をきたした場合は予後不良である。

予防は不活化ワクチンにて行うが，変異も強く，毎年接種しても完全に予防することは困難である。

発症早期には抗ウイルス剤が有効であり，有熱期間を短縮できる。

発症後５日が経過しかつ，解熱後２日（乳幼児は３日）経過するまでは出席停止となる。

❿ ウイルス性胃腸炎

一般的に「胃腸風邪」と呼ばれるもののほとんどがウイルス性胃腸炎である。経口感染により伝播し，感染力は強い。対症療法が中心となり，水分の補給が大切である。

㋐ ロタウイルス腸炎

以前は「白痢」とも呼ばれていた冬季の乳幼児に流行する疾患である。クリーム色～白色の下痢が特徴である。幼児では胃腸炎関連痙攣と呼ばれる群発する痙攣を合併することがある。経口生ワクチン（任意接種）の普及により急激に減少している。

㋑ ノロウイルス腸炎

牡蠣などの摂取による食中毒のほか，集団生活の場での感染が問題となる。症状は他の胃腸炎と同様に嘔吐，下痢である。このウイルスは乾燥や消毒に強く，乾燥した吐物から空気中に舞い，それを経口することでも感染が成立するとされる。吐物やオムツはビニールに包み，消毒には通常のアルコールは効果がなく次亜塩素酸ナトリウム（ミルトン®，ピューラックス®）などを使用する。

❷ 細菌感染症

細菌感染症はウイルス感染症と比較して頻度は少ないが，適切な抗菌薬を投与しないと重症化する場合がある。

❶ 溶連菌感染症

Ａ群β溶血性連鎖球菌感染症のことで，一般的に溶連菌感染症と略している。強い咽頭痛と咽頭発赤，発熱，全身の細かい紅斑が特徴的である。咽頭の迅速検査が診断に有用である。抗菌薬の投与をしっかり行わないと，数週間後に急性腎炎やリウマチ熱といった合併症をきたす場合がある，適切な抗菌薬の投与開始後 24 時間までは出席停止となる。

❷ 百　日　咳

百日咳菌の飛沫感染により生じる呼吸器感染であり，夜間を中心とした急激な激しい咳が特徴である。乳児では無呼吸をきたすこともある。**４種混合ワクチン**にて予防を行う。特有な咳が消失または５日以上の適切な抗菌薬の使用後までは出席停止となる。

４種混合ワクチン：
第４章／表４－４「日本の定期／任意予防接種スケジュール」（p.76-77）参照

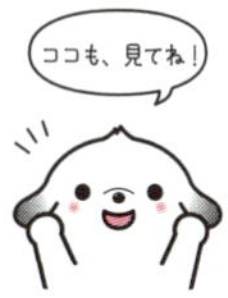

❸ クロストリジウム属の感染症

㋐ 破　傷　風

破傷風菌は土の中に何年も芽胞と呼ばれる種の状態で生き延びている。怪我により芽胞が体内に侵入すると発芽し，毒素を産生する。毒素により痙攣や呼吸筋麻痺が起こり，発症すると予後不良である。４種混合や２種混合ワクチンにて予防を行う。

㋑ 乳児ボツリヌス

蜂蜜の中にはボツリヌス菌の芽胞が存在する。乳児が摂取すると胃内で殺菌できずに腸内で増殖する。増殖した菌は毒素を産生し，筋力低下，呼吸筋麻痺をきたす。このため，１歳未満の児には蜂蜜を与えてはならない。

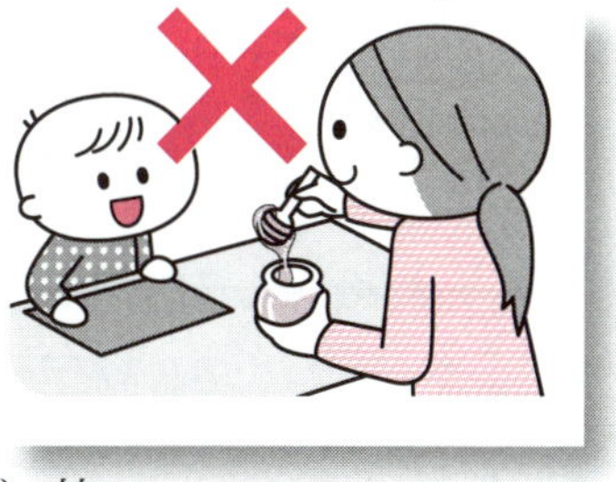

蜂蜜：
乳児には与えないようにしましょう。

❹ マイコプラズマ感染

マイコプラズマはウイルスと細菌の中間に分類される微生物であるが，抗菌薬が有効である。学童期の肺炎の多くはマイコプラズマによるものであり，早期に適切な抗菌薬が必要である。

❺ 腸管出血性大腸菌感染症

大腸菌のうち，ベロ毒素という毒素を産生する O-157 などの感染症である。水様性の下痢に加え，血便を認めることが多い。溶血性尿毒症症候群

(HUS) を起こす場合があり，生命の危険の可能性がある。感染症法に基づく３類感染症であり診断した医師は，直ちに保健所に届ける必要がある。特に肉類などの加熱が不十分な場合に起こる場合が多い。対応に当たっては嘱託医・保健所と連携しながら行わなければならない。

感染症法（「感染症の予防及び感染症の患者に対する医療に関する法律」）：
感染症の予防及び感染症の患者に対する医療に関する法律（感染症法）。わが国の感染症を取り巻く状況に対応するための法律。

❸ その他の感染症

寄生虫感染は近年では減少しており，まれである。しかし海外渡航後などでは注意を要する。

❶ アタマジラミ症

体長が３㎜ほどのアタマジラミが頭髪に寄生することにより生じる。ヒトからヒトへの伝播（でんぱ）であり，一度頭から離れると１～２日で死滅する。毛髪に付いた卵により診断が可能である。感染が確認された場合は子どもの頭どうしが接しないように寝る位置などに工夫が必要となる。

治療にはスミスリン®（市販薬）のパウダーやシャンプーが用いられる。

遺伝子：
遺伝子の本態はDNAであり，DNAを構成する塩基の並び方によって遺伝情報となる。遺伝情報はすべてたんぱく質を決めるものであり，並び方に異常があれば，たんぱく質が作られなかったり，働かないたんぱく質が作られる。それにより，形態異常や機能異常が生じる。

2 先　天　異　常

❶ 先天異常とは

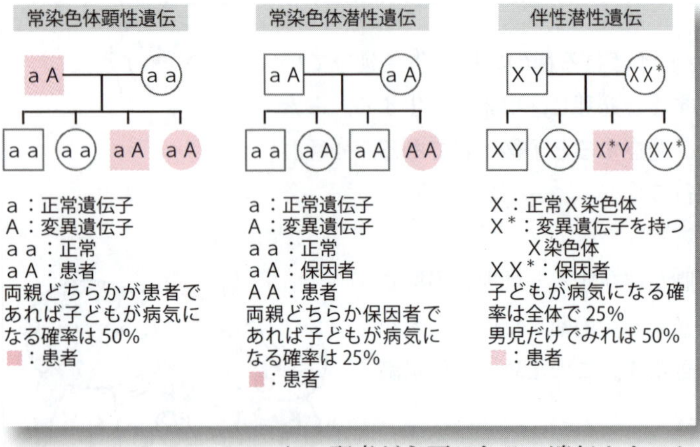

図４－２
遺伝形成

先天異常（せんてんいじょう）とは生まれたときからすでにある疾患のことであり，形態のものは先天奇形，代謝酵素の異常などは先天性代謝異常と呼ばれる。原因としては遺伝子の異常，染色体の異常，外的要因などがあるが，原因不明であることも多い（図４－２，図４－３）。

先天異常の児を持つ親は自責の念など複雑な感情である場合があり，配慮が必要である。遺伝カウンセリングなどを施行している医療機関もある。

❷ 染色体異常による疾患

❶ ダウン症候群（21トリソミー）

21番染色体が通常よりも１本多く，３本あるためにおこる症候群である。通常出生1000人に１人の頻度であるが，母体が高齢になるほど頻度が高くなる。母体年齢が40歳では約100人に１人となる。

特異的な顔貌（がんぼう）（目尻がやや上がっている，低い鼻，耳の低位など），精神発達遅延，先天性心疾患などがみられ，感染症を繰り返したり，白血病の頻度が高かったりといった特徴もある。

精神発達や運動発達に関しては個人差が大きいが，一般に性格は温厚で人懐っこい。

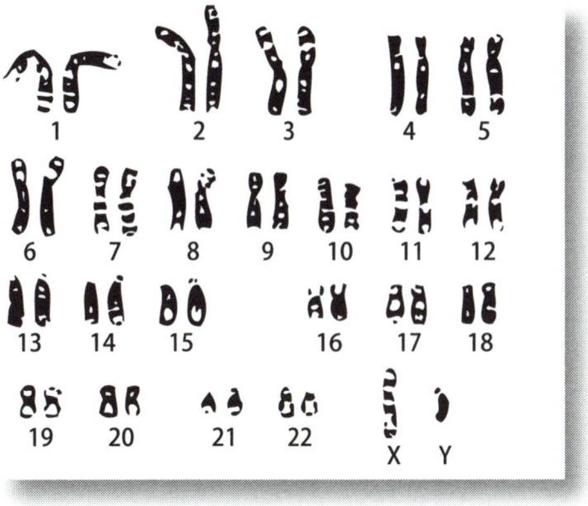

図4－3
染色体

❷ ターナー症候群

女児の性染色体異常の代表的なものであり，X染色体が1本しかない。低身長や卵巣機能不全・無月経などが起こる。成長ホルモンや性ホルモンによる治療が行われる。

❸ 子宮内感染症

先天異常をきたす子宮内感染は以前より代表的な病原体の頭文字をとってTORCH症候群と呼ばれる。これらのうち風しんに関しては先述した先天性風疹症候群をきたすことがあり，また予防可能な疾患であるため重要である。近年，梅毒の増加が指摘されており，先天梅毒の児の増加が危惧される。

TORCH：
T：トキソプラズマ
O：その他，梅毒など
R：風疹
C：サイトロメガロ
H：ヘルペス
　　肝炎ウイルス

3 アレルギー性疾患

アレルギー疾患とは，本来ならば反応しなくてもよい無害なものに対する過剰な免疫反応である。食物アレルギー，気管支喘息，アトピー性皮膚炎，

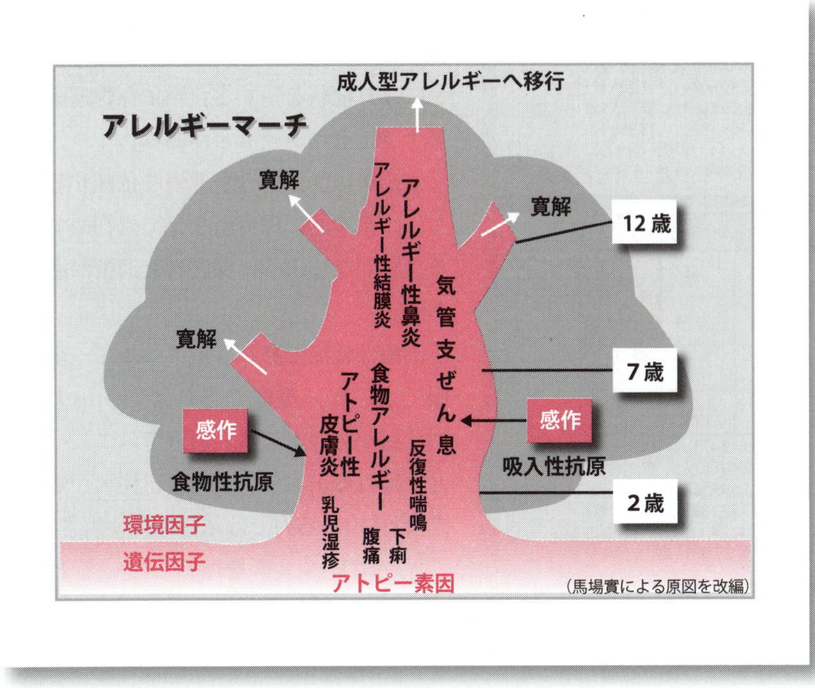

図4－4
アレルギーマーチのイメージ

「保育所におけるアレルギー対応ガイドライン」（2019年改訂版）より

アレルギー性鼻炎・結膜炎がある。遺伝的にアレルギーになりやすい人が年齢を経るごとに次から次へとアレルギーを発症する様子を「アレルギーマーチ」という。

「保育所におけるアレルギー対応ガイドライン」(2019 年改訂版) p.6

●対応の基本原則
- ●全職員を含めた関係者の共通理解の下で組織的に対応する。
- ●医師の診断指示に基づき，保護者と連携し適切に対応する。
- ●地域の専門的な支援，関係機関との連携の下で対応の充実を図る。
- ●食物アレルギー対応においては安全・安心の確保を優先する。

保育所におけるアレルギー対応ガイドライン

ラテックス：
医療用手袋などに使用される合成したゴムである。ラテックスアレルギーの人はバナナ，アボカドなどにもアレルギーを起こすことが多い。

生活管理指導表：
「保育所におけるアレルギー対応ガイドライン」(2019 年改訂版）にその役割と使用方法が詳しく解説されているので確認しよう。

1 食物アレルギー

小児のアレルギーは食物アレルギーより発症することが多い。乳児期から発疹，下痢，蕁麻疹（じんましん）などを認めることがある。乳幼児では鶏卵，牛乳，小麦などの頻度（ひんど）が高いが，これらは自然軽快することが多い。学童期などでは甲殻（こうかく）類，そば，ピーナッツなどが多く，自然軽快は少ない。

重症型はアナフィラキシーと呼ばれ，多彩な症状を示す。時にショックとなり生命の危険を脅（おびや）かす場合もある。

表 4－5
エピペン®の所持数

	食物アレルギー	アナフィラキシー	エピペン保持者
小学校	210,461 (4.5%)	28,280 (0.6%)	16,718 (0.4%)
中学校／中等教育学校	114,404 (4.8%)	10,254 (0.4%)	5,092 (0.2%)
高等学校	67,519 (4.0%)	4,245 (0.3%)	1,112 (0.1%)
合計（人）	453,962 (4.5%)	49,855 (0.5%)	27,312 (0.3%)

277 人に 1 人

調査対象児童生徒数：小学校 4,642,473 人（14,963 校）
中学校・中等教育学校 2,401,024 人（7,208 校）
高等学校 1,693,084 人（2,675 校）
合計 10,153,188 人（28,958 校）
（合計には，校種不明の対象数 1,416,607 人（4,112 校）を含む。）
「学校生活における健康管理に関する調査」平成 25 年 12 月 16 日より

	本 人	学校職員	保護者	救命救急士	合計（人）
小学校	50	66	79	47	252
中学校／中等教育学校	37	19	11	4	71
高等学校	24	9	2	1	36
合計（人）	122	106	114	66	408

調査対象児童生徒数：小学校 4,642,473 人（14,963 校）
中学校・中等教育学校 2,401,024 人（7,208 校）
高等学校 1,693,084 人（2,675 校）
合計 10,153,188 人（28,958 校）
（合計には，校種不明の対象数 1,416,607 人（4,112 校）を含む。）
「学校生活における健康管理に関する調査」平成 25 年 12 月 16 日より

表 4－6
エピペン®の使用数

特殊な病型として果実や野菜を摂取した数分後に口腔内の違和感，咽頭痛などをきたす口腔アレルギー症候群（OAS）があり，花粉症やラテックスアレルギーと関連するとされている。特定の食物（小麦・エビが多い）を摂取後 3 時間以内に運動することにより症状を呈（てい）する食物依存性運動誘発アナフィラキシーなどがある。

主治医に生活管理指導表を依頼するとともに，基本的に保育所などでは初めて食べる食材がないように保護者と連携が必要である。

治療は軽症であれば抗アレルギー剤の内服でよいが，重症であればアドレナリンの注射が必要となる。最近ではエピペン®と呼ばれるアドレナリン自己注射が処方でき，既往のある児では積極的に使用される。

児がエピペン®を所持しているということは，アナフィラキシーの可能性が高いということであるため，アレルギー反応を起こしている児には積極的に使用するようにしなければならず，助け

エピペン® 使用の手順

子どもに声をかけながら，できる限り複数の教職員で対応する。

①　注射ができる体制を整える

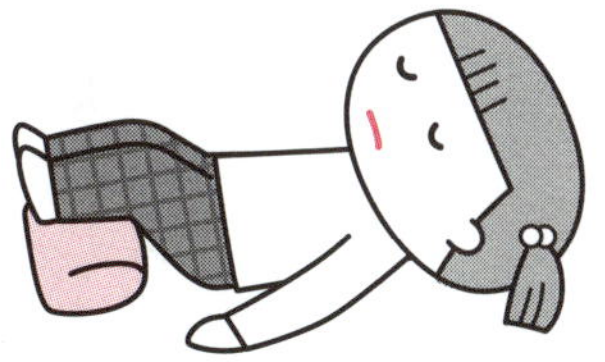

- 仰向けに寝かせる
- 自分は，子どもの脇に座る
- 手足が動かないように押さえる

②　エピペン® をケースから取り出して，利き手で握る

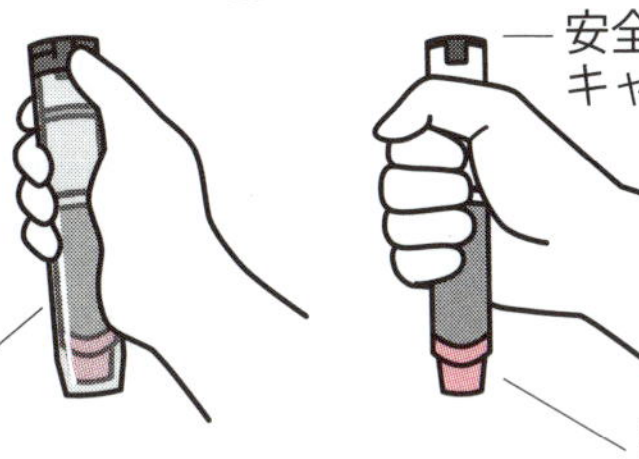

- オレンジ先端が注射側，青色が安全キャップ
- 利き手に「グー」で握る
- 握ったら，できる限り持ち替えない

③　注射部位を決めてから，安全キャップを引き抜く

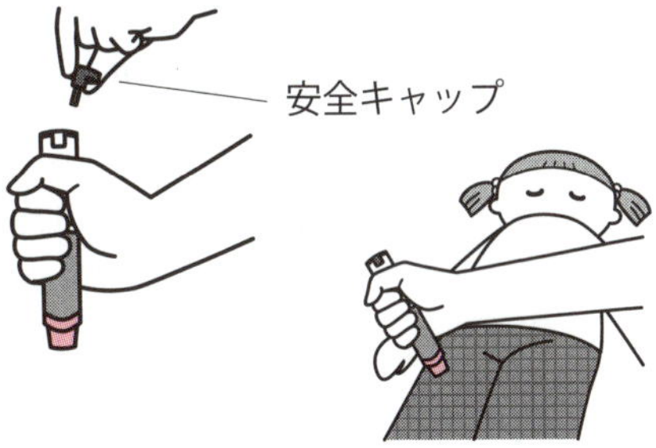

- 自分の位置と反対側の太ももが打ちやすい
- 注射部位は，太もも前外側，足の付け根と膝の中央
- ズボンを脱がせる必要はない
- ポケット内のものに当たらないよう注意
- 青い安全キャップを，真っ直ぐ引き抜く

④　太ももに注射する

- オレンジ色の先端を目標位置に軽くあてる
- そのまま垂直にグッと押し付ける
- “パン！” と音がしたら押し当てたまま５秒間待つ

● 介助者がいる場合

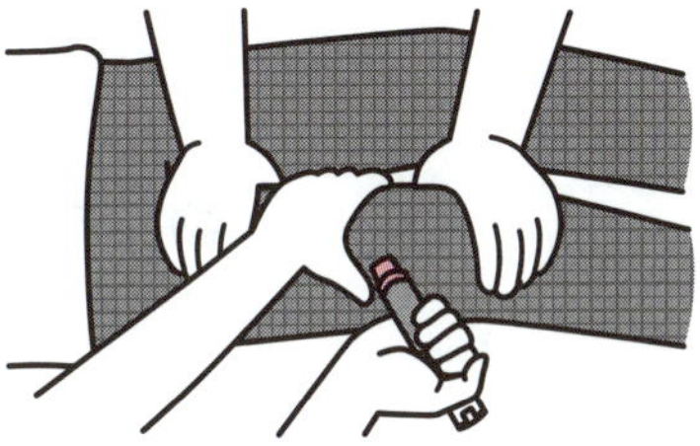

介助者は，子どもの太ももの付け根と膝をしっかり押さえ，動かないように固定する。

⑤　注射完了の確認

- エピペン® を太ももからゆっくり離す
- オレンジ色のニードルカバーが伸びていれば注射完了
- 伸びていなければ ③ に戻る
- 使用後のエピペンは，病院に持っていく

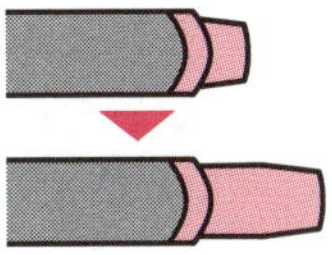

⑥　観察と記録

- 注射部位は，軽く揉む
- 注射した時間を記録
- 症状をよく観察する（分単位で変化する）

効果は１～２分で出現し，15 ～ 20 分持続する

図４－５　エピペン® の使用方法（名古屋市教育委員会 HP）

ようとエピペン®を使用したために生じた不都合に対しては法的にも守られている。

学校におけるエピペン®の所持数（表４－５），使用数（表４－６）および，エピペン®の使用方法（図４－５）を示す。

❷ 気管支喘息

小児の気管支喘息は食物アレルギーやアトピー性皮膚炎などがある児に多い。ハウスダストやダニ，ペットの毛といった吸入抗原が誘引になる事が多く，気道が狭窄して呼吸困難となる。気管支粘膜の慢性炎症がもとであるため，発作のときだけではなく，継続的な治療が必要である。

症状は咳，喘鳴（ヒューヒュー・ゼーゼー）であり，悪化すると起坐呼吸（横になれない），呼吸困難となる。

治療は発作時の気管支拡張剤，ステロイドに加えて，持続的に抗アレルギー剤や吸入ステロイドを使用する。

❸ アトピー性皮膚炎

アレルギー反応が慢性的に皮膚におこるものであり，痒みを伴う湿疹が軽快や増悪を繰り返す疾患である。食物，ダニなどが皮膚に接触し，症状が増悪すると考えられている。

治療の基本はスキンケア（清潔と保湿）および適切なステロイド外用である。以前の誤ったステロイド使用により，現在もステロイドを極端に嫌悪する人がおり，根拠のない民間療法を行う人が多いが，医学的には適切なステロイドを適切な量使用することが重要である。

❹ アレルギー性鼻炎・結膜炎

通年性と季節性があり，花粉が原因の季節性のものを一般的に「花粉症」と呼ぶ。抗アレルギー剤の内服，点鼻，点眼などを行う。舌下免疫療法も効果がある。

花粉の飛散時期には，マスク，手洗いに加えて野外活動の後に室内に花粉を持ち込まないようにスモック着用や粘着性のクリーナー（いわゆるコロコロ）の使用など配慮が必要である。

❺ 川 崎 病

１歳前後の児に多く，発熱，発疹，眼の充血などが特徴である。持続する発熱の精査により発見され治療されるため，急性期は医療機関で管理されるが，合併症である冠動脈瘤が問題となる。

冠動脈瘤をきたした患児は程度により抗血小板薬や抗凝固薬などを服用し

ているため，怪我の際に血が止まりにくい場合がある。また，大きな冠動脈瘤を形成している場合には運動制限などが必要な例もある。

4 消 化 器 疾 患

1 肥厚性幽門狭窄症

生後２週間から２か月に多い疾患であり，胃の出口（幽門）の筋肉が肥厚するために腸への通過障害をきたす（図４－６）。ミルクを飲んだ後に噴水状に嘔吐することが特徴である。

体重増加不良を認める場合などは治療の必要がある。筋肉を弛緩させる内科的な治療と幽門の筋を切開する外科的治療がある。

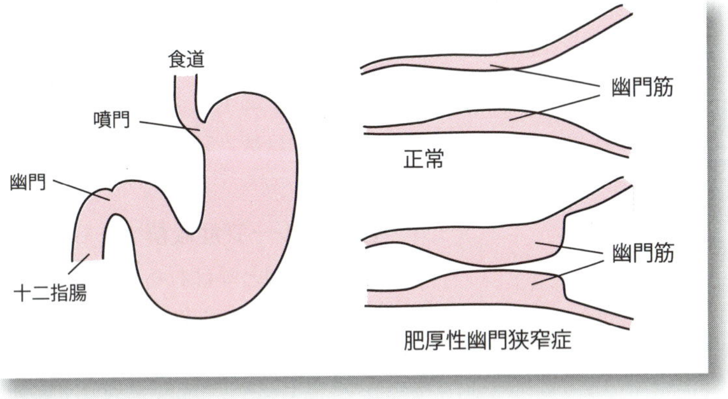

図４－６
肥厚性幽門狭窄症

2 腸 重 積

生後４か月から１歳に多く，腸が腸の中にはまり込んでしまう疾患である（図４－７）。定期的に激しい腹痛にて泣き，収まることを繰り返し（間欠的啼泣），イチゴゼリーのような下痢を認める。はまり込んだ腸は血流が途絶されるために，一刻も早い解除が必要である。

ロタウイルスワクチンの内服後に起こる場合もある。

造影剤の入った液を肛門から注入して治し（高圧注腸），それができなければ外科的な手術となる。

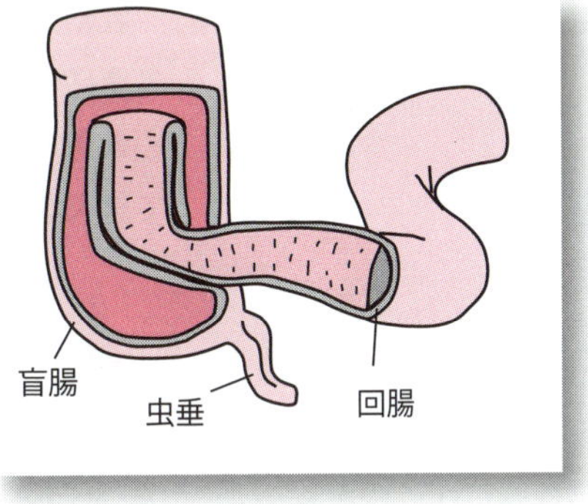

図４－７
腸重積症

3 そ径ヘルニア

大腿の付け根（そ径部）に腸管が入り込む状態である。泣いたときなどのお腹の圧力をかけた時に膨らんで気付かれることが多い。先天的な原因であるが，大きくなってから症状を呈して見つかることもある。

男児は精巣が腫大したように見える。はまり込んで戻らなくなった場合（嵌頓した場合）は緊急手術が必要となる場合があるが，通常は落ち着いているときに予定して手術を行う。

4 急性虫垂炎

一般的には「もうちょう」と呼ばれる疾患である。乳幼児には少なく，学

穿孔：
人体の器官に穴があくこと。消化管の穿孔は腸の貯留物が漏出するため腹膜炎をおこしやすい。

童から多くなる。最初は腹部中心の痛みが徐々に右下腹部に移動していく。まっすぐ立ったり，衝撃で痛みが増強する。発熱を伴うことが多い。
穿孔（せんこう）することが多く，抗菌薬で軽快しない場合は手術となる。

5 呼吸器疾患

1 上気道炎

一般的に「風邪」と呼ぶ上気道炎のほとんどはウイルス感染が原因である。喉の痛み，咳，鼻水，くしゃみなどが起こり，対症療法にて治療を行う。ウイルスの種類は数百種類と考えられるため，一生のうちに何度も風邪をひく。

2 クループ症候群

声を出す声門と呼ばれる喉の部分付近に炎症が起こる疾患である。そのため声枯れ，呼吸困難となり，オットセイや犬が吠えるような咳をすることが特徴である。通常はウイルス感染によって起こるが，細菌感染の場合には喉頭蓋炎（こうとうがいえん）と呼ばれる呼吸ができなくなる疾患に発展することがある。

3 細気管支炎

乳幼児に好発（こうはつ）するRSウイルス感染による疾患である。症状は喘息に似る。冬季に多く，乳児期早期では重症化することがある。低出生体重児や先天性心疾患の児にはRSウイルスに対する抗体（シナジス®）を定期的に接種して感染を予防する。

6 循環器疾患

1 先天性心疾患

図4－8
VSD，ASD

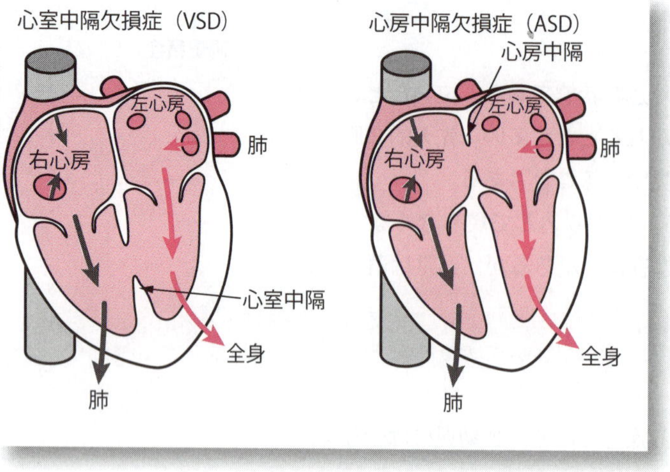

様々な原因により正常な心臓が形成されない疾患である。発生頻度はおよそ出生100人に1人である。心室中隔欠損症（しんしつちゅうかくけっそんしょう）（VSD）が最も多く，次いで心房（しんぼう）中隔欠損症（ASD），動脈管開存症が多い（図4－8）。心室中隔欠損症は自然に閉鎖（へいさ）するものから乳児期に手術が必要なものまで様々である。症状は哺乳力低下や体重増加不良，呼吸数が多いなどであるが，重症なタイプだと身体が紫色

になるチアノーゼを認めることる。管理は個々の症例で大きく異なるため，主治医の意見を参考にしなければならない。

2 不整脈

脈が不規則になったり，急に速くなったりする疾患である。学校検診で発見されることは多いが，ほとんどは無症状で治療も必要ないものである。しかしまれに突然死のリスクが高いタイプがあるため，タイプによっては運動制限などが必要となる。

7 血液疾患

1 貧血

小児期の貧血の多くは赤血球の中のヘモグロビンの材料である鉄が不足しているものである。一般に売られている粉ミルクや離乳食には鉄を添加しているものが多く，通常の栄養をとっている児に極端な貧血は生じないが，偏食や被虐待児，吸収障害の疾患の場合には注意が必要である。また，牛乳を大量に飲んでいる児も注意を要する。牛乳の栄養価は高いが，鉄の含有量は低く，牛乳を飲んで食欲が低下し，食事をあまりとらないと牛乳貧血と呼ばれる状態になる。思春期女子では月経（生理）により鉄が欠乏し，思春期貧血となる。

症状は顔色が悪く，疲れやすいといった事で気付かれることが多く，食事療法や鉄剤の内服を行う。

2 血小板減少性紫斑病

血小板は血液の中で出血を止める働きを担っている。風邪やワクチン接種，風疹などの後に免疫状態が変化し，血小板が減少することがある。血小板が減少するため鼻血が止まらなかったり，下肢に紫斑とよばれるあざのような出血斑が出現する。入院して治療し，ほとんどの場合は完全に回復する。

3 白血病

白血球が無秩序に増殖する血液の「がん」である。骨髄の中で白血球が増殖し，そのために本来の骨髄の機能である赤血球や血小板も作れなくなる。そのため，貧血，血小板減少で発見されることも多い。

現在はよりよい治療方法が開発され，最も頻度の高い急性リンパ性白血病であれば５年無病生存率（５年間再発もなく死亡もしていない）は約80％となっている。

8 悪性腫瘍であった子，悪性腫瘍である子

近年，治療法の発達により，悪性腫瘍の児や以前に悪性腫瘍であった児が園や学校に通うことは珍しくない。通常の社会生活でも危険が少ないという医学的判断から通園・通学が許可されてはいるが，他の児と比較して感染に弱かったり，体力がない場合も多く，配慮が必要である。放射線療法や化学療法の影響で髪の毛が抜けている児も多く，精神面での配慮も必要である。

9 神経系疾患

1 髄膜炎・脳炎

脳の回りには髄液があり，髄膜に囲まれている。髄液・髄膜にウイルスや細菌が侵入して炎症が起こったものを髄膜炎と呼び，脳の中まで炎症が起こると脳炎と呼ぶ。ウイルス性の髄膜炎では安静のみで軽快するが，脳炎や細菌性の髄膜炎では生命の危機となる場合も多い。

髄膜炎の症状は発熱，頭痛，嘔吐，痙攣などであり，脳炎では意識障害，幻覚なども認める。**大泉門**の閉じていない乳児では大泉門が膨隆する。

大泉門：
第２章／3乳幼児期の身体発育の概要／4大泉門（p.21）参照

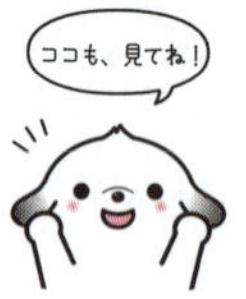

細菌性髄膜炎，インフルエンザ脳炎・脳症の場合などは数時間で死亡する場合があり，緊急治療の適応である。

近年，Hib ワクチン（定期接種），肺炎球菌ワクチン（定期接種）の普及により細菌性髄膜炎は減少傾向にある。このようなワクチンの接種の推奨（すいしょう）も心がけなければならない。

2 脳性麻痺

胎児から新生児の間に脳に何らかのトラブルが生じ，結果として運動を中心とした脳の機能障害をきたした状態である。出生 1,000 人あたり２人ほどの頻度で発生する。出生前の脳の形成異常が多いが，出生時の低酸素などによっても生じる。知的障害は合併する場合としない場合がある。

症状は手足が硬くつっぱってしまう事が多く（痙直型（けいちょくがた）），背骨の変形なども認めるようになる。てんかんの合併（がっぺい）も多い。

歩行のための装具や車椅子などを使用することで，日常生活が送れる児も多く，発達支援や成長支援が重要である。

3 けいれん性疾患

眼の前で子どもがけいれんしていると，冷静な判断が困難である。しかし，疾患を特定し，児の将来のために観察することが重要である。

けいれんしている児に遭遇した場合のポイントを以下に示す。

❶ 衣服を緩め，静かに寝かす。

❷ 嘔吐をする場合があるため，顔を横に向ける。

❸ 時間を測る。

❹ 片側か両側か，上半身と下半身は？

❺ 眼の位置，顔色は？

以上の観察を行い，すぐに治まれば医療機関受診を促し，５分以上持続していれば救急車を要請した方がよい。

舌を噛まないように指を入れると怪我をすることが多く，割り箸などを入れると損傷して出血し，窒息のリスクが上昇するためにしてはならない。

❶ 熱性けいれん

６か月～２歳までの児が多く小児人口の３～４％に発症するとされている。発熱に伴うけいれんで，熱のあがりかけに多い。ほとんどが全身性の数分間持続する両手足に力が入ったり抜けたりを繰り返す発作（強直間代発作）である。けいれん後は入眠することが多い。意識が回復しない場合は脳炎の可能性もあり注意を要する。後遺症を残すことはほとんどないが，繰り返す場合は坐薬などで予防する。

❷ てんかん

無熱性けいれんの原因で最多で，小児期の有病率は１％ほどである。主に大脳神経細胞の異常放電により，反復して発作を繰り返す慢性疾患である。発作の形態は全身性強直間代けいれんから，口角のぴくつき，欠神発作，においなどを感じる部分発作など多様である。

㋐ 点頭てんかん

点頭てんかんは乳児期に好発するてんかんであり，他のてんかんと比較してコントロールが困難であり，知的障害も伴うことが多い疾患である。 発作は急に首を前屈させ四肢を屈曲させる動きを数回繰り返す（シリーズ形成）ことが特徴である。

㋑ 欠神発作

小学生に多いてんかんのタイプであり，数秒の意識消失を特徴とする。消失時も倒れたりはせずに，周囲も気が付かないことが多い。一日に数十回起こることもあり，急に学校の成績が落ちた，話を聞いていないといったエピソードの時には疑わなければならない。内服治療にてコントロールは良好である。

㋒ 泣き入りひきつけ

乳幼児に見られる発作で，泣いていて吸気で呼吸が停止する。チアノーゼ，意識消失，けいれんが生じる。治療の必要はなく，６歳までには消失する。

10 腎および泌尿生殖器疾患

❶ 尿路感染症

乳幼児の発熱の原因の一つであり，発熱以外に症状を認めない場合があるため注意を要する。繰り返す場合には尿路の先天奇形が存在することがあり検査が必要である。

❷ 停留精巣

精巣（睾丸）が腹部に留まり，陰嚢(いんのう)内に降りてこない状態である。多くは1歳ころまでには降りてくるが，2～3歳まで降りてこない場合は将来の精巣がんの可能性もあり手術を行う。

❸ 包　茎

基本的には思春期前の男児のほとんどが包茎であるため，病的とは判断できないことが多い。尿がでにくい場合や尿路感染を繰り返す場合には手術が必要であるが，それ以外では思春期ころに自然に軽快する。

❹ 急性糸球体(しきゅうたい)腎炎

溶連菌感染の2～3週間後に血尿，尿量減少，むくみ，高血圧などで発症する。溶連菌の除菌が不十分なときに生じる。安静，塩分制限，水分制限を行い，数か月の経過で軽快する。

❺ ネフローゼ症候群

尿に大量に蛋白が漏れるため，血液中の蛋白が減少し，全身のむくみなどをきたす疾患である。再燃寛解(さいねんかんかい)を繰り返しながら数年の経過で治癒(ちゆ)するタイプが多いが，慢性の腎不全に至る場合もある。免疫を抑える治療を行うため，治療中は感染症に気をつけなければならない。

11 皮膚の疾患

❶ 伝染性軟属腫(なんぞくしゅ)

一般的には「**水いぼ**」と呼ばれる皮膚のウイルス感染症である。直接の接触やビート板などの共有により感染する。直径1～3㎜ほどで白っぽく盛り上がった小水疱(すいほう)が多発する。数か月～数年の経過で自然治癒するが，水いぼがあるとプールを禁止しているような園も存在し，そのため除去や漢方治療などを行うことがある。

登園に制限はないが，かきこわし傷があり，ジュクジュクしている時はガーゼ等で患部を被う。

❷ 伝染性膿痂疹（のうかしん）

一般的には「とびひ」と呼ばれる皮膚の細菌感染症である。ブドウ球菌もしくは連鎖球菌により起こり，かさぶた（痂皮（かひ））を形成する。直接広がるほかに爪で触ることにより離れた部位にも出現する。抗菌薬の外用，内服にて治療を行う。水いぼと異なり，浸出液（しんしゅつえき）が出ている場合（ジュクジュクしている場合）は集団でのプールは控える。

登園に制限はないが，湿潤（しつじゅん）部位がガーゼ等で被覆（ひふく）できる程度であることを目安とする。

❸ おむつかぶれ

おむつかぶれと呼ばれる湿疹は大きく２つに分けられる。一つは尿やあせなどの化学的な刺激で皮膚がかぶれるものである。これは清潔に保つことと適切な外用薬で軽快する。もう一つは真菌（しんきん）による感染症である。これは真菌のカンジダが感染を起こすもので，抗真菌薬を使用しなければならない。

⑫ 眼 の 疾 患

❶ 視力に関する疾患

視力の発達には感受性期間があり，幼児期までに適切な視覚刺激がないと視力が発達しない（弱視）。先天性白内障，先天性眼瞼下垂（がんけんかすい）であれば両側性に弱視がおこり，片眼の斜視や遠視によるものであれば片側性におこる。眼帯の使用も片側性弱視の原因となる。

片側性の場合は正常な眼をパッチで閉塞する治療を行うことが多い。

❷ 結 膜 炎

結膜炎には感染性と非感染性（アレルギー性）がある。アレルギー性のほとんどは花粉症によるものである。感染性の多くはウイルス性であり，アデノウイルスによる流行性角結膜炎やエンテロウイルスによる急性出血性結膜炎などがある。いずれも感染力が強く，予防が必要となる。タオルを共有しないといったことや，手洗いが最も重要であるが，子どもが触ったドアノブなどを消毒することも必要である。

13 耳の疾患

1 急性中耳炎

鼓膜の内側の**中耳**に細菌感染などが起こり，炎症をきたした状態である。乳児は成人と比べて耳管（鼻と耳をつなぐ管）が太く水平なため耳管の開口部より細菌が侵入しやすく中耳炎になりやすい（図４－９）。症状は不機嫌，発熱などで分かりづらいが，幼児以後は耳の疼痛（とうつう）を訴える。抗菌薬の内服で治療を行うが，鼓膜切開が必要な場合もある。

中耳：
第２章／10感覚機能の発達／1聴覚／図２－10「耳の構造」（p.37）参照
中耳は図の鼓膜，鼓室，耳小骨（ツチ，キヌタ，アブミ骨），耳管からなる。

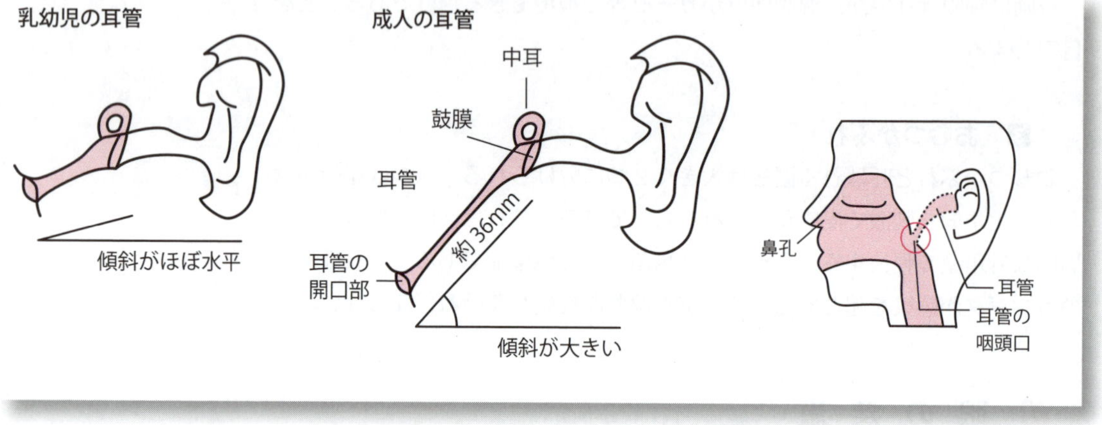

図４－９
耳管の構造

2 滲出性（しんしゅつせい）中耳炎

中耳に液体が貯留（ちょりゅう）した状態であり，急性中耳炎よりも自覚症状に乏しい。放置すると難聴の原因となることがあり，早期発見が重要である。

14 整形外科の疾患

1 O 脚，X 脚

O 脚は膝の関節が外側に凸となる状態であり，X 脚は反対に凹になる状態である。子どもの脚は生理的に２歳頃までは O 脚であり３～５歳頃で X 脚となる。歩行障害などがなければ経過観察とするが，変形が強ければ検査を行う。

図４－10
脊柱側弯症

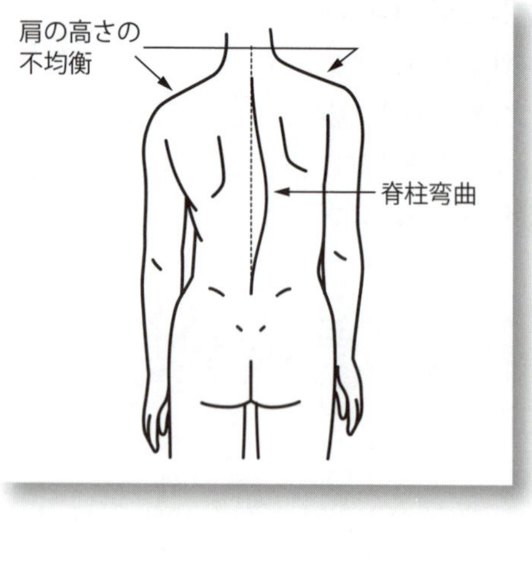

2 脊柱側弯症（せきちゅうそくわんしょう）

原因不明のもの（70％）と脳性まひなどに伴うものがある。通常は上下にまっすぐ伸びている脊柱（背骨）がねじれている状態である（図４－10）。肩の高さが違ったり，前かがみで肋骨隆起がみられる。軽度の場合は装具を着用し，重度の場合には手術療法を行う。

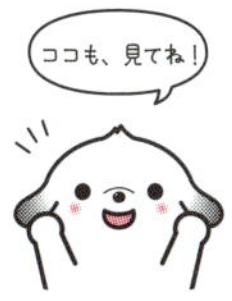

❸ 先天性股関節脱臼（こかんせつだっきゅう）

先天性という名が付いているが，生後しばらくして起こることが多い。足の付け根の股関節が外れてしまう病態である。**新生児の足**は軽く曲げて外に開いているの形が通常であり，足をまっすぐに伸ばした状態でおむつなどをしていると発生率が増加する。放置すると歩行困難となるため，早期発見治療が重要である。通常は乳児検診にて股関節を動かしたときの音，皮膚のしわの非対象で診断できる。装具を用いて治療を行うが，重症の場合は手術となる。

新生児の足：
『子どもの健康と安全』第５章／❸３歳未満児の養護の実際／図５－１「M 字型」（p.92）参照

⑮ 内分泌，代謝疾患

❶ 低　身　長

それぞれの年齢による成長曲線から大きく外れ，**ある一定の基準**を下回るものを低身長と呼ぶ。一時点の値ではなく，成長パターンにて考えることが重要である。基礎疾患のない体質性のものや成長ホルモン分泌が悪い下垂体性などがある。また，**愛情遮断（しゃだん）症候群**でも低身長となるため注意を要する。

下垂体性低身長の場合は成長ホルモンの投与を行う。

ある一定の基準：
身長には個人差が大きいので，一般的には成長曲線の線の間（3～97 パーセンタイル）の範囲から外れた場合を異常と考える。
第３章／❷身体発育の評価（p.66），第２章／❹発育曲線／❶乳幼児身体発育曲線（p.22）参照

愛情遮断症候群：
虐待や母親の精神的な疾患により，子どもに十分な愛情を注ぐことができず，成長，発達が遅れるもの。栄養不良の場合もあるが，実際成長ホルモンの分泌が悪い場合がある。
第１章／❹地域における保健活動と子ども虐待防止／❸虐待と成長障害（p.15）参照

❷ 糖　尿　病

小児の糖尿病は血糖を下げるホルモンであるインスリンの分泌が悪いインスリン依存性（１型）が多い。これは流行性耳下腺炎や他のウイルス感染によってすい臓のインスリン産生細胞が破壊されるためにおこる。

インスリンが不足すると細胞に糖が取り込まれず，高血糖となり様々な臓器にダメージをきたす。そのため，一生インスリンの注射を行わなければならない。最近は持続注入のタイプなどが普及しているが，副作用での低血糖だけではなく，児の精神的ストレスにも配慮が必要である。

最近は小児の肥満も多く，成人と同様のⅡ型糖尿病の増加が問題となっている。

❸ 甲状腺機能低下症

小児の甲状腺機能低下症の多くは先天性であり，**新生児マス・スクリーニング**の対象疾患である。初期症状は便秘や不活発などがあり，放置すると精神発達障害をきたす。甲状腺ホルモンの内服で治療を行う。

新生児マス・スクリーニング：
生後数日目で哺乳が開始されている状態で，新生児の踵を穿刺して，血液をろ紙にしみこませ検査される。対象疾患としては，図４－10のような先天性代謝異常症と内分泌疾患である。
フェニルケトン尿症，メープルシロップ尿症，ホモシスチン尿症，ガラクトース血症，先天性副腎過形成症，クレチン症

❹ 小児期の肥満

原因疾患による症候性肥満とエネルギー過多である単純性肥満がある。近

年，外食を含めた食生活の変化や外遊びの減少により，子どもの単純性肥満が増加している。肥満を放置すると糖尿病を含めたさまざまな生活習慣病を子どものうちから発症する可能性がある。

食生活や生活習慣の改善が必要であるが，家族としての習慣も多く，指導は困難を伴う。また，患児は太っていることを気にしている場合も多く，精神的な配慮も必要である。

5 周期性嘔吐症

一般的には「自家中毒」と呼ばれる病態である。幼児～学童にみられ，急激に嘔吐を繰り返し，尿中にはケトン体が出現する。原因は様々であるが，感染や精神的なストレスが誘引となる場合が多い。早期に点滴を施行し，水分・糖分の補給をすると軽快する。

6 先天性代謝異常

体内の物質を代謝する酵素が先天的に異常をきたした疾患群である。酵素の種類により様々な症状が生じる。早期に発見することによって特殊なミル

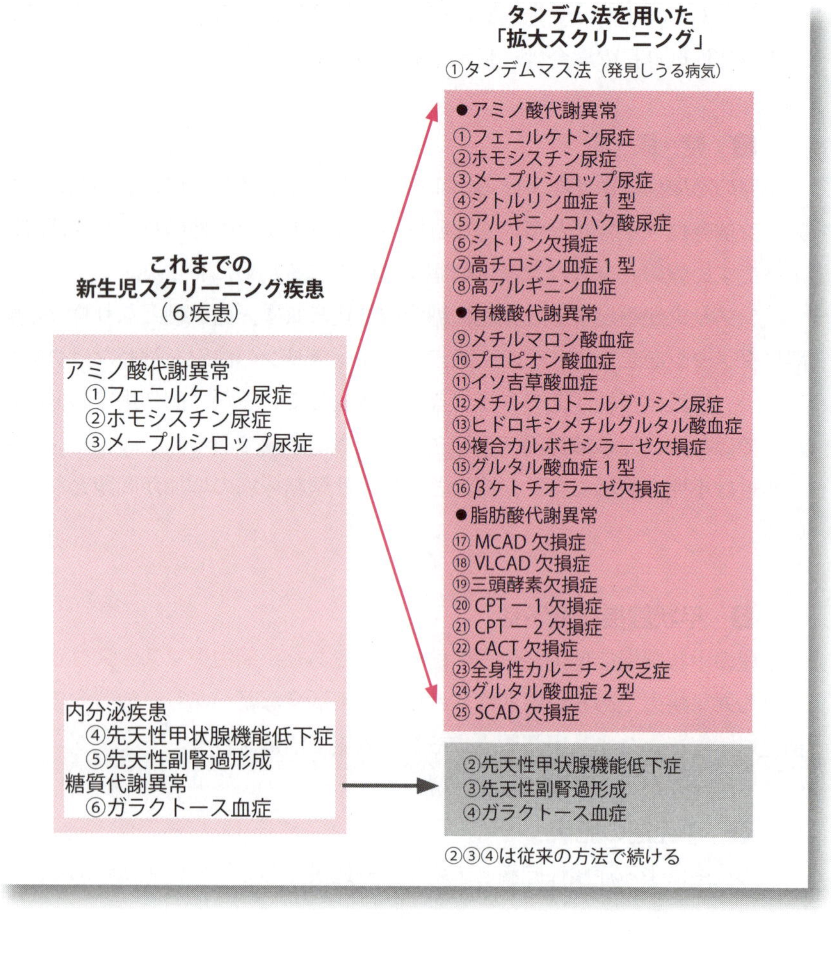

図４－11
タンデムマス・スクリーニング

（タンデムマス・スクリーニング普及協会）

タンデム質量分析計を使用して，新生児の検査時の負担を増やすことなく多くの検査ができるようになった。

クなどで進行を抑制できる場合もあり，新生児マススクリーニング対象疾患が多い。最近ではタンデムマス・スクリーニングが施行され，様々な疾患が早期に診断可能となった。

16　人獣共通感染症，ペットからの感染

ペットとして飼われている動物の多くは，食中毒をおこす細菌感染症の病原体を保有している。有名なものとしては爬虫類（亀など）のサルモネラ菌，小鳥のカンピロバクターなどがあげられるが，犬や猫でも多くの細菌を保有している。ふれあい動物園の家畜なども病原性大腸菌を保有している場合が多い。動物を触った後は流水でしっかり手洗いをすることが重要である。

その他の病原体としては犬や猫に多い糸状菌と呼ばれる真菌，オウム・セキセイインコや鳩などの鳥類からのクラミジア肺炎（オウム病と呼ばれる）がある。動物についているダニやノミに刺される場合もあるので注意を要する。

17　乳幼児突然死症候群（SIDS）

健康に暮らしている乳幼児が突然，死亡する疾患である。生後２か月から半年が多い。これらのなかでは他の疾患や事故，場合によっては虐待死などが含まれている可能性もあり，医療機関と警察，法医学教室などが連携して原因を追究している。厚労省のガイドラインによるとこの診断を得るには解剖が必須とされている。

現時点での原因は不明であるが，うつぶせ寝，児のそばでの喫煙，非母乳栄養などがリスク要因といわれている。平成 29 年では全国で 77 人の児が亡くなっており，乳児死亡の原因の第４位である。

やってみよう

❶ 予防接種スケジュール表を参考に，予防接種の計画をたててみよう。

（参考）主な小児期の予防接種

	開始時期	回数	生 / 不活化
＜定期接種＞			
B 型肝炎＊	生後２か月	２回，追加１回	不活化
ヒブ＊	生後２か月	４回（初回３回，追加１回）	不活化
肺炎球菌＊	生後２か月	４回（初回３回，追加１回）	不活化
４種混合＊	生後２か月	４回（初回３回，追加１回）	不活化
BCG	生後５か月	１回	生
MR	１歳	２回（１歳，小学校入学前）	生
水痘	１歳～１歳１か月	２回	生
日本脳炎	３歳	基礎免疫３回（初回２回，追加１回），９歳で４回目	不活化
２種混合	11 歳	１回	不活化
＜任意接種＞			
ロタ＊	生後２か月	２回，３回	生（経口）
おたふく	１歳～１歳１か月	２回	生

＊同時接種が推奨されている
注：生ワクチン後４週，不活化ワクチン後１週はワクチン接種不可

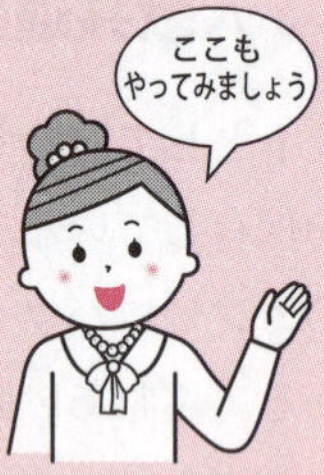

（参考）
NPO 法人 VPD を知って子どもを守ろうの会 HP
(http://www.know-vpd.jp/)

❷ 接触感染，飛沫感染など感染様式にあわせて，感染を拡大させない対策を考えてみよう。

❸ 子どもが食事中に急に嘔吐をした場合に，考えられる事とその対応について考えてみよう。（参考文献：『保育園や幼稚園に通うこどもたちの健康のために』名古屋市小児科医会編著　2013 年）

●参考文献・図書●
①厚生労働省ホームページ
② NPO 法人 VPD を知って，子どもを守ろうの会ホームページ
③名古屋市教育委員会ホームページ
④ AAP,Red Book,Appendix VI Clinical syndrome associated with food borne disease, p857-860,2006
⑤保育所における感染症対策ガイドライン（2018 年改訂版）
⑥保育所におけるアレルギー対応ガイドライン（2019 改定版）

（北川好郎）

子どもの権利条約　（政府訳より要約）

（1989 11.20　国連第 44 回総会採択　1990.9.2 発効）

第１条　児童とは，18 歳未満のすべての者をいう。ただし，適用される法律により早く成年に達したものを除く。
第２条　児童は，いかなる差別もなしに，この条約に定める権利を尊重する。
第３条　児童に関するすべての措置をとるに当っては，児童の最善の利益が考慮される。
第４条　締約国は，この条約に認められる権利実現のため，最大限の範囲内で措置を講ずる。
第５条　親または法廷保護者の児童に，指導の責任，権利，義務を尊重する。
第６条　児童の生存と発達を最大限に確保する。
第７条　児童は，出生の時から氏名と国籍を取得する権利を有する。
第８条　児童の身元確認事項を保持する権利を尊重する。
第９条　児童は，その意志に反して，父母から分離されないことを確保する。
第 10 条　父母と異なる国に居住する児童は，再統合を目的とする出入国，定期的接触を維持する権利を有する。
第 11 条　児童が不法に国外へ移送されることを防止し及び国外から帰還することができない事態を除去する。
第 12 条　児童は，自由に自己の意志を表明する権利を確保する。
第 13 条　児童は，表現の自由についての権利を有する。
第 14 条　締約国は，思想，良心及び宗教の自由について児童の権利を尊重する。
第 15 条　結社の自由及び平和的な集会の自由についての児童の権利を認める。
第 16 条　児童の私生活，家族，住居，通信に対し，不法に干渉されない。
第 17 条　締約国は，国の内外からの多様な情報及び資料を利用する権利を有する。
第 18 条　児童の養育及び発達について父母が共同の責任を有するという原則についての認識を確保する。
第 19 条　締約国は，あらゆる虐待から児童を保護する立法上，行政上，社会上，教育上の措置をとる。
第 20 条　家庭環境を奪われた児童は，国が与える特別の保護及び援助を受ける権利を有する。
第 21 条　養子縁組みの制度を認める締約国は，児童の最善の利益について，最大の考慮が払われることを確保する。
第 22 条　難民の児童は，適当な保護及び人道的援助を受ける。
第 23 条　精神的または身体的な障害を有する児童は，その尊厳を確保する。
第 24 条　締約国は，到達可能な最高水準の健康を享受すること並びに病気の治療及び健康の回復のための児童の権利を認める。
第 25 条　身体または精神の養護，保護または治療の目的として収容された児童の権利を認める。
第 26 条　社会保障からの給付を受ける権利を認める。
第 27 条　身体的，精神的，道徳的及び社会的な発達のための相当な生活水準についての権利を認める。
第 28 条　教育についての児童の権利を認める。
第 29 条　児童の教育は，人格，才能並びに精神的及び身体的な能力を可能な最大限度まで発達させることを指向する。
第 30 条　小数民族や原住民である児童は，その集団の他の構成員とともに，自己の文化を享受し，宗教を信仰し，自己の言語を使用する権利を認める。
第 31 条　休息，余暇についての児童の権利を認める。
第 32 条　児童は，経済的な搾取から保護され，教育，健康，道徳，社会的な発達に有害となる労働から保護される。
第 33 条　麻薬及び向精神薬の不正な使用から保護される。
第 34 条　あらゆる形態の性的搾取及び性的虐待から児童を保護する。
第 35 条　あらゆる形態の児童の誘拐，売買，又は取引を防止する。
第 36 条　児童の福祉を害するすべての形態の搾取から保護される。
第 37 条　いかなる児童も拷問または他の残虐な非人道的な取扱いや刑罰を受けない，また不法に自由を奪われない。
第 38 条　15 歳未満の者は，敵対行為に直接参加しないことを確保する。
第 39 条　あらゆる形態の搾取もしくは虐待，拷問もしくは他のあらゆる形態の非人道的な取扱い，または武力紛争による被害より回復及び復帰を促進するための適当な措置をとる。
第 40 条　刑法を犯したと訴追され，または認定された児童は，年齢を考慮し，社会において建設的な役割を担うことが促進されることを配慮する。
第 41 条　この条約のいかなる規定も，締約国の法律，国際法に含まれる。
第 42 条　締約国は，この条約の原則及び規定を，成人及び児童のいずれにも広く知らせる。

●第 43 条～第 54 条は，条約の手続きに関することであるので，省略する。

保育所保育指針（抄）

平成 29 年 3 月 31 日　厚生労働省告示第 117 号

第1章　総　　則

この指針は，児童福祉施設の設備及び運営に関する基準（昭和23年厚生省令第63号。以下「設備運営基準」という。）第 35 条の規定に基づき，保育所における保育の内容に関する事項及びこれに関連する運営に関する事項を定めるものである。各保育所は，この指針において規定される保育の内容に係る基本原則に関する事項等を踏まえ，各保育所の実情に応じて創意工夫を図り，保育所の機能及び質の向上に努めなければならない。

1　保育所保育に関する基本原則

⑴保育所の役割

ア保育所は，児童福祉法（昭和 22 年法律第 164 号）第 39 条の規定に基づき，保育を必要とする子どもの保育を行い，その健全な心身の発達を図ることを目的とする児童福祉施設であり，入所する子どもの最善の利益を考慮し，その福祉を積極的に増進することに最もふさわしい生活の場でなければならない。

イ保育所は，その目的を達成するために，保育に関する専門性を有する職員が，家庭との緊密な連携の下に，子どもの状況や発達過程を踏まえ，保育所における環境を通して，養護及び教育を一体的に行うことを特性としている。

ウ保育所は，入所する子どもを保育するとともに，家庭や地域の様々な社会資源との連携を図りながら，入所する子どもの保護者に対する支援及び地域の子育て家庭に対する支援等を行う役割を担うものである。

エ保育所における保育士は，児童福祉法第 18 条の 4 の規定を踏まえ，保育所の役割及び機能が適切に発揮されるように，倫理観に裏付けられた専門的知識，技術及び判断をもって，子どもを保育するとともに，子どもの保護者に対する保育に関する指導を行うものであり，その職責を遂行するための専門性の向上に絶えず努めなければならない。

⑵保育の目標

ア保育所は，子どもが生涯にわたる人間形成にとって極めて重要な時期に，その生活時間の大半を過ごす場である。このため，保育所の保育は，子どもが現在を最も良く生き，望ましい未来をつくり出す力の基礎を培うために，次の目標を目指して行わなければならない。

㋐十分に養護の行き届いた環境の下に，くつろいだ雰囲気の中で子どもの様々な欲求を満たし，生命の保持及び情緒の安定を図ること。

㋑健康，安全など生活に必要な基本的な習慣や態度を養い，心身の健康の基礎を培うこと。

㋒人との関わりの中で，人に対する愛情と信頼感，そして人権を大切にする心を育てるとともに，自主，自立及び協調の態度を養い，道徳性の芽生えを培うこと。

㋓生命，自然及び社会の事象についての興味や関心を育て，それらに対する豊かな心情や思考力の芽生えを培うこと。

㋔生活の中で，言葉への興味や関心を育て，話したり，聞いたり，相手の話を理解しようとするなど，言葉の豊かさを養うこと。

㋕様々な体験を通して，豊かな感性や表現力を育み，創造性の芽生えを培うこと。

イ保育所は，入所する子どもの保護者に対し，その意向を受け止め，子どもと保護者の安定した関係に配慮し，保育所の特性や保育士等の専門性を生かして，その援助に当たらなければならない。

⑶保育の方法

保育の目標を達成するために，保育士等は，次の事項に留意して保育しなければならない。

ア一人一人の子どもの状況や家庭及び地域社会での生活の実態を把握するとともに，子どもが安心感と信頼感をもって活動できるよう，子どもの主体としての思いや願いを受け止めること。

イ子どもの生活のリズムを大切にし，健康，安全で情緒の安定した生活ができる環境や，自己を十分に発揮できる環境を整えること。

ウ子どもの発達について理解し，一人一人の発達過程に応じて保育すること。その際，子どもの個人差に十分配慮すること。

エ子ども相互の関係づくりや互いに尊重する心を大切にし，集団における活動を効果あるものにするよう援助すること。

オ子どもが自発的・意欲的に関われるような環境を構成し，子どもの主体的な活動や子ども相互の関わりを大切にすること。特に，乳幼児期にふさわしい体験が得られるように，生活や遊びを通して総合的に保育すること。

カ一人一人の保護者の状況やその意向を理解，受容し，それぞれの親子関係や家庭生活等に配慮しながら，様々な機会をとらえ，適切に援助すること。

（中略）

⑸保育所の社会的責任

ア保育所は，子どもの人権に十分配慮するとともに，子ども一人一人の人格を尊重して保育を行わなければならない。

イ保育所は，地域社会との交流や連携を図り，保護者や地域社会に，当該保育所が行う保育の内容を適切に説明するよう努めなければならない。

ウ保育所は，入所する子ども等の個人情報を適切に取り扱うとともに，保護者の苦情などに対し，その解決を図るよう努めなければならない。

（中略）

第３章　健康及び安全

保育所保育において，子どもの健康及び安全の確保は，子どもの生命の保持と健やかな生活の基本であり，一人一人の子どもの健康の保持及び増進並びに安全の確保とともに，保育所全体における健康及び安全の確保に努めることが重要となる。

また，子どもが，自らの体や健康に関心をもち，心身の機能を高めていくことが大切である。

このため，第１章及び第２章等の関連する事項に留意し，次に示す事項を踏まえ，保育を行うこととする。

１　子どもの健康支援

⑴子どもの健康状態並びに発育及び発達状態の把握

ア子どもの心身の状態に応じて保育するために，子どもの健康状態並びに発育及び発達状態について，定期的・継続的に，また，必要に応じて随時，把握すること。

イ保護者からの情報とともに，登所時及び保育中を通じて子どもの状態を観察し，何らかの疾病が疑われる状態や傷害が認められた場合には，保護者に連絡するとともに，嘱託医と相談するなど適切な対応を図ること。看護師等が配置されている場合には，その専門性を生かした対応を図ること。

ウ子どもの心身の状態等を観察し，不適切な養育の兆候が見られる場合には，市町村や関係機関と連携し，児童福祉法第25条に基づき，適切な対応を図ること。また，虐待が疑われる場合には，速やかに市町村又は児童相談所に通告し，適切な対応を図ること。

⑵健康増進

ア子どもの健康に関する保健計画を全体的な計画に基づいて作成し，全職員がそのねらいや内容を踏まえ，一人一人の子どもの健康の保持及び増進に努めていくこと。

イ子どもの心身の健康状態や疾病等の把握のために，嘱託医等により定期的に健康診断を行い，その結果を記録し，保育に活用するとともに，保護者が子どもの状態を理解し，日常生活に活用できるようにすること。

⑶疾病等への対応

ア保育中に体調不良や傷害が発生した場合には，その子どもの状態等に応じて，保護者に連絡するとともに，適宜，嘱託医や子どものかかりつけ医等と相談し，適切な処置を行うこと。看護師等が配置されている場合には，その専門性を生かした対応を図ること。

イ感染症やその他の疾病の発生予防に努め，その発生や疑いがある場合には，必要に応じて嘱託医，市町村，保健所等に連絡し，その指示に従うとともに，保護者や全職員に連絡し，予防等について協力を求めること。また，感染症に関する保育所の対応方法等について，あらかじめ関係機関の協力を得ておくこと。看護師等が配置されている場合には，その専門性を生かした対応を図ること。

ウアレルギー疾患を有する子どもの保育については，保護者と連携し，医師の診断及び指示に基づき，適切な対応を行うこと。また，食物アレルギーに関して，関係機関と連携して，当該保育所の体制構築など，安全な環境の整備を行うこと。看護師や栄養士等が配置されている場合には，その専門性を生かした対応を図ること。

エ子どもの疾病等の事態に備え，医務室等の環境を整え，救急用の薬品，材料等を適切な管理の下に常備し，全職員が対応できるようにしておくこと。

２　食育の推進

⑴保育所の特性を生かした食育

ア保育所における食育は，健康な生活の基本としての「食を営む力」の育成に向け，その基礎を培うことを目標とすること。

イ子どもが生活と遊びの中で，意欲をもって食に関わる体験を積み重ね，食べることを楽しみ，食事を楽しみ合う子どもに成長していくことを期待するものであること。

ウ乳幼児期にふさわしい食生活が展開され，適切な援助が行われるよう，食事の提供を含む食育計画を全体的な計画に基づいて作成し，その評価及び改善に努めること。栄養士が配置されている場合は，専門性を生かした対応を図ること。

⑵食育の環境の整備等

ア子どもが自らの感覚や体験を通して，自然の恵みとしての食材や食の循環・環境への意識，調理する人への感謝の気持ちが育つように，子どもと調理員等との関わりや，調理室など食に関わる保育環境に配慮すること。

イ保護者や地域の多様な関係者との連携及び協働の下で，食に関する取組が進められること。また，市町村の支援の下に，地域の関係機関等との日常的な連携を図り，必要な協力が得られるよう努めること。

ウ体調不良，食物アレルギー，障害のある子どもなど，一人一人の子どもの心身の状態等に応じ，嘱託医，かかりつけ医等の指示や協力の下に適切に対応すること。栄養士が配置されている場合は，専門性を生かした対応を図ること。

3　環境及び衛生管理並びに安全管理

⑴環境及び衛生管理

ア施設の温度，湿度，換気，採光，音などの環境を常に適切な状態に保持するとともに，施設内外の設備及び用具等の衛生管理に努めること。

イ施設内外の適切な環境の維持に努めるとともに，子ども及び全職員が清潔を保つようにすること。また，職員は衛生知識の向上に努めること。

⑵事故防止及び安全対策

ア保育中の事故防止のために，子どもの心身の状態等を踏まえつつ，施設内外の安全点検に努め，安全対策のために全職員の共通理解や体制づくりを図るとともに，家庭や地域の関係機関の協力の下に安全指導を行うこと。

イ事故防止の取組を行う際には，特に，睡眠中，プール活動・水遊び中，食事中等の場面では重大事故が発生しやすいことを踏まえ，子どもの主体的な活動を大切にしつつ，施設内外の環境の配慮や指導の工夫を行うなど，必要な対策を講じること。

ウ保育中の事故の発生に備え，施設内外の危険箇所の点検や訓練を実施するとともに，外部からの不審者等の侵入防止のための措置や訓練など不測の事態に備えて必要な対応を行うこと。また，子どもの精神保健面における対応に留意すること。

4　災害への備え

⑴施設・設備等の安全確保

ア防火設備，避難経路等の安全性が確保されるよう，定期的にこれらの安全点検を行うこと。

イ備品，遊具等の配置，保管を適切に行い，日頃から，安全環境の整備に努めること。

⑵災害発生時の対応体制及び避難への備え

ア火災や地震などの災害の発生に備え，緊急時の対応の具体的内容及び手順，職員の役割分担，避難訓練計画等に関するマニュアルを作成すること。

イ定期的に避難訓練を実施するなど，必要な対応を図ること。

ウ災害の発生時に，保護者等への連絡及び子どもの引渡しを円滑に行うため，日頃から保護者との密接な連携に努め，連絡体制や引渡し方法等について確認をしておくこと。

⑶地域の関係機関等との連携

ア市町村の支援の下に，地域の関係機関との日常的な連携を図り，必要な協力が得られるよう努めること。

イ避難訓練については，地域の関係機関や保護者との連携の下に行うなど工夫すること。

児童福祉施設の設備及び運営に関する基準（抄）

昭和 23 年 12 月 29 日　厚生省令第 63 号
最終改正：平成 29 年 3 月 31 日　厚生労働省令第 38 号

第1章　総　　則

（最低基準の目的）

第2条　法第 45 条第 1 項の規定により都道府県が条例で定める基準（以下「最低基準」という。）は，都道府県知事の監督に属する児童福祉施設に入所している者が，明るくて，衛生的な環境において，素養があり，かつ，適切な訓練を受けた職員の指導により，心身ともに健やかにして，社会に適応するように育成されることを保障するものとする。

（最低基準の向上）

第3条　都道府県知事は，その管理に属する法第 8 条第 2 項に規定する都道府県児童福祉審議会（社会福祉法（昭和 26 年法律第 45 号）第 12 条第 1 項の規定により同法第 7 条第 1 項に規定する地方社会福祉審議会（以下この項において「地方社会福祉審議会」という。）に児童福祉に関する事項を調査審議させる都道府県にあつては，地方社会福祉審議会）の意見を聴き，その監督に属する児童福祉施設に対し，最低基準を超えて，その設備及び運営を向上させるように勧告することができる。

2　都道府県は，最低基準を常に向上させるように努めるものとする。

（最低基準と児童福祉施設）

第4条　児童福祉施設は，最低基準を超えて，常に，その設備及び運営を向上させなければならない。

2　最低基準を超えて，設備を有し，又は運営をしている児童福祉施設においては，最低基準を理由として，その設備又は運営を低下させてはならない。

（児童福祉施設の一般原則）

第5条　児童福祉施設は，入所している者の人権に十分配慮するとともに，一人一人の人格を尊重して，その運営を行わなければならない。

2　児童福祉施設は，地域社会との交流及び連携を図り，児童の保護者及び地域社会に対し，当該児童福祉施設の運営の内容を適切に説明するよう努めなければならない。

3　児童福祉施設は，その運営の内容について，自ら評価を行い，その結果を公表するよう努めなければならない。

4　児童福祉施設には，法に定めるそれぞれの施設の目的を達成するために必要な設備を設けなければならない。

5　児童福祉施設の構造設備は，採光，換気等入所している者の保健衛生及びこれらの者に対する危害防止に十分な考慮を払つて設けられなければならない。

（児童福祉施設と非常災害）

第6条　児童福祉施設においては，軽便消火器等の消火用具，非常口その他非常災害に必要な設備を設けるとともに，非常災害に対する具体的計画を立て，これに対する不断の注意と訓練をするように努めなければならない。

2　前項の訓練のうち，避難及び消火に対する訓練は，少なくとも毎月一回は，これを行わなければならない。

（中略）

（衛生管理等）

第10条　児童福祉施設に入所している者の使用する設備，食器等又は飲用に供する水については，衛生的な管理に努め，又は衛生上必要な措置を講じなければならない。

2　児童福祉施設は，当該児童福祉施設において感染症又は食中毒が発生し，又はまん延しないように必要な措置を講ずるよう努めなければならない。

3　児童福祉施設（助産施設，保育所及び児童厚生施設を除く。）においては，入所している者の希望等を勘案し，清潔を維持することができるよう適切に，入所している者を入浴させ，又は清拭しなければならない。

4　児童福祉施設には，必要な医薬品その他の医療品を備えるとともに，それらの管理を適正に行わなければならない。

（食　事）

第11条　児童福祉施設（助産施設を除く。以下この項において同じ。）において，入所している者に食事を提供するときは，当該児童福祉施設内で調理する方法（第8条の規定により，当該児童福祉施設の調理室を兼ねている他の社会福祉施設の調理室において調理する方法を含む。）により行わなければならない。

2　児童福祉施設において，入所している者に食事を提供するときは，その献立は，できる限り，変化に富み，入所している者の健全な発育に必要な栄養量を含有するものでなければならない。

3　食事は，前項の規定によるほか，食品の種類及び調理方法について栄養並びに入所している者の身体的状況及び嗜好を考慮したものでなければならない。

4　調理は，あらかじめ作成された献立に従つて行わなければならない。ただし，少数の児童を対象として家庭的な環境の下で調理するときは，この限りでない。

5　児童福祉施設は，児童の健康な生活の基本としての食を営む力の育成に努めなければならない。

（入所した者及び職員の健康診断）

第12条　児童福祉施設（児童厚生施設及び児童家庭支援センターを除く。第四項を除き，以下この条において同じ。）の長は，入所した者に対し，入所時の健康診断，少なくとも1年に2回の定期健康診断及び臨時の健康診断を，学校保健安全法（昭和33年法律第56号）に規　定する健康診断に準じて行わなければならない。

2　児童福祉施設の長は，前項の規定にかかわらず，次の表の上欄に掲げる健康診断が行われた場合であつて，当該健康診断がそれぞれ同表の下欄に掲げる健康診断の全部又は一部に相当すると認められるときは，同欄に掲げる健康診断の全部又は一部を行わないことができる。この場合において，児童福祉施設の長は，それぞれ同表の上欄に掲げる健康診断の結果を把握しなければならない。

3　第1項の健康診断をした医師は，その結果必要な事項を母子健康手帳又は入所した者の健康を記録する表に記入するとともに，必要に応じ入所の措置又は助産の実施，母子保護の実施若しくは保育の提供若しくは法第24条第5項若しくは第6項の規定による措置を解除又は停止する等必要な手続をとることを，児童福祉施設の長に勧告しなければならない。

4　児童福祉施設の職員の健康診断に当たつては，特に入所している者の食事を調理する者につき，綿密な注意を払わなければならない。

（児童福祉施設内部の規程）

第13条　児童福祉施設（保育所を除く。）においては，次に掲げる事項のうち必要な事項につき規程を設けなければならない。

一　入所する者の援助に関する事項

二　その他施設の管理についての重要事項

2　保育所は，次の各号に掲げる施設の運営についての重要事項に関する規程を定めておかなければならない。

一　施設の目的及び運営の方針

二　提供する保育の内容

三　職員の職種，員数及び職務の内容

四　保育の提供を行う日及び時間並びに提供を行わない日

五　保護者から受領する費用の種類，支払を求める理由及びその額

六　乳児，満三歳に満たない幼児及び満三歳以上の幼児の区分ごとの利用定員

七　保育所の利用の開始，終了に関する事項及び利用に

当たっての留意事項
八　緊急時等における対応方法
九　非常災害対策
十　虐待の防止のための措置に関する事項
十一　保育所の運営に関する重要事項
（中略）

第3章　乳　児　院

（設備の基準）

第19条　乳児院（乳児又は幼児（以下「乳幼児」という。）10人未満を入所させる乳児院を除く。）の設備の基準は，次のとおりとする。

一　寝室，観察室，診察室，病室，ほふく室，相談室，調理室，浴室及び便所を設けること。

二　寝室の面積は，乳幼児1人につき2.47平方メートル以上であること。

三　観察室の面積は，乳児1人につき1.65平方メートル以上であること。

第20条　乳幼児10人未満を入所させる乳児院の設備の基準は，次のとおりとする。

一　乳幼児の養育のための専用の室及び相談室を設けること。

二　乳幼児の養育のための専用の室の面積は，1室につき9.91平方メートル以上とし，乳幼児1人につき2.47平方メートル以上であること。

（職　員）

第21条　乳児院（乳幼児10人未満を入所させる乳児院を除く。）には，小児科の診療に相当の経験を有する医師又は嘱託医，看護師，個別対応職員，家庭支援専門相　談員，栄養士及び調理員を置かなければならない。ただし，調理業務の全部を委託する施設にあつては調理員を置かないことができる。

2　家庭支援専門相談員は，社会福祉士若しくは精神保健福祉士の資格を有する者，乳児院において乳幼児の養育に5年以上従事した者又は法第13条第3項各号のいずれかに該当する者でなければならない。

3　心理療法を行う必要があると認められる乳幼児又はその保護者10人以上に心理療法を行う場合には，心理療法担当職員を置かなければならない。

4　心理療法担当職員は，学校教育法（昭和22年法律第26号）の規定による大学の学部で，心理学を専修する学科若しくはこれに相当する課程を修めて卒業した者であつて，個人及び集団心理療法の技術を有するもの又はこれと同等以上の能力を有すると認められる者でなければならない。

5　看護師の数は，乳児及び満2歳に満たない幼児おおむね1.6人につき1人以上，満2歳以上満3歳に満たない幼児おおむね2人につき1人以上，満3歳以上の幼児おおむね4人につき1人以上（これらの合計数が7人未満であるときは，7人以上）とする。

6　看護師は，保育士（国家戦略特別区域法（平成25年法律第107号。以下「特区法」という。）第12条の4第5項に規定する事業実施区域内にある乳児院にあつては，保育士又は当該事業実施区域に係る国家戦略特別区域限定保育士。次項及び次条第2項において同じ。）又は児童指導員（児童の生活指導を行う者をいう。以下同じ。）をもつてこれに代えることができる。ただし，乳幼児10人の乳児院には2人以上，乳幼児が10人を超える場合は，おおむね10人増すごとに1人以上看護師を置かなければならない。

7　前項に規定する保育士のほか，乳幼児20人以下を入所させる施設には，保育士を1人以上置かなければならない。

第22条　乳幼児10人未満を入所させる乳児院には，嘱託医，看護師，家庭支援専門相談員及び調理員又はこれに代わるべき者を置かなければならない。

2　看護師の数は，7人以上とする。ただし，その1人を除き，保育士又は児童指導員をもつてこれに代えることができる。

（乳児院の長の資格等）

第22条の2　乳児院の長は，次の各号のいずれかに該当し，かつ，厚生労働大臣が指定する者が行う乳児院の運営に関し必要な知識を習得させるための研修を受けた者であつて，人格が高潔で識見が高く，乳児院を適切に運営する能力を有するものでなければならない。

一　医師であつて，小児保健に関して学識経験を有する者

二　社会福祉士の資格を有する者

三　乳児院の職員として3年以上勤務した者

四　都道府県知事（指定都市にあつては指定都市の市長とし，児童相談所設置市にあつては児童相談所設置市の市長とする。第27条の2第1項第四号，第28条第1号，第38条第2項第1号，第43条第1号，第82条第3号，第94条及び第96条を除き，以下同じ。）が前各号に掲げる者と同等以上の能力を有すると認める者であつて，次に掲げる期間の合計が3年以上であるもの又は厚生労働大臣が指定する講習会の課程を修了したもの

イ　法第12条の3第2項第4号に規定する児童福祉司（以下「児童福祉司」という。）となる資格を有する者にあつては，児童福祉事業（国，都道府県又は市町村の内部組織における児童福祉に関する事務を含む。）に従事した期間

ロ　社会福祉主事となる資格を有する者にあつては，社会福祉事業に従事した期間

ハ　社会福祉施設の職員として勤務した期間（イ又はロに掲げる期間に該当する期間を除く。）

2　乳児院の長は，2年に1回以上，その資質の向上のための厚生労働大臣が指定する者が行う研修を受けなければならない。ただし，やむを得ない理由があるときは，この限りでない。

（養　育）

第23条　乳児院における養育は，乳幼児の心身及び社会性の健全な発達を促進し，その人格の形成に資することとなるものでなければならない。

2　養育の内容は，乳幼児の年齢及び発達の段階に応じて必要な授乳，食事，排泄，沐浴，入浴，外気浴，睡眠，遊び及び運動のほか，健康状態の把握，第12条第1項に規定する健康診断及び必要に応じ行う感染症等の予防処置を含むものとする。

3　乳児院における家庭環境の調整は，乳幼児の家庭の状況に応じ，親子関係の再構築等が図られるように行わなければならない。

（乳児の観察）

第24条　乳児院（乳幼児10人未満を入所させる乳児院を除く。）においては，乳児が入所した日から，医師又は嘱託医が適当と認めた期間，これを観察室に入室させ，その心身の状況を観察しなければならない。

（自立支援計画の策定）

第24条の2　乳児院の長は，第23条第1項の目的を達成するため，入所中の個々の乳幼児について，乳幼児やその家庭の状況等を勘案して，その自立を支援するための計画を策定しなければならない。

（業務の質の評価等）

第24条の3　乳児院は，自らその行う法第37条に規定する業務の質の評価を行うとともに，定期的に外部の者による評価を受けて，それらの結果を公表し，常にその改善を図らなければならない。

（関係機関との連携）

第25条　乳児院の長は，児童相談所及び必要に応じ児童家庭支援センター，児童委員，保健所，市町村保健センター等関係機関と密接に連携して乳幼児の養育及び家庭環境の調整に当たらなければならない。

（中略）

第5章　保育所

（設備の基準）

第32条　保育所の設備の基準は，次のとおりとする。

一　乳児又は満2歳に満たない幼児を入所させる保育所には，乳児室又はほふく室，医務室，調理室及び便所を設けること。

二　乳児室の面積は，乳児又は前号の幼児1人につき1.65平方メートル以上であること。

三　ほふく室の面積は，乳児又は第1号の幼児1人につき3.3平方メートル以上であること。

四　乳児室又はほふく室には，保育に必要な用具を備えること。

五　満2歳以上の幼児を入所させる保育所には，保育室又は遊戯室，屋外遊戯場（保育所の付近にある屋外遊戯場に代わるべき場所を含む。次号において同じ。），調理室及び便所を設けること。

六　保育室又は遊戯室の面積は，前号の幼児1人につき1.98平方メートル以上，屋外遊戯場の面積は，前号の幼児1人につき3.3平方メートル以上であること。

七　保育室又は遊戯室には，保育に必要な用具を備えること。

八　乳児室，ほふく室，保育室又は遊戯室（以下「保育室等」という。）を2階に設ける建物は，次のイ，ロ及びへの要件に，保育室等を3階以上に設ける建物は，次のロからチまでの要件に該当するものであること。

イ　建築基準法（昭和25年法律第201号）第2条第9号の2に規定する耐火建築物又は同条第9号の3に規定する準耐火建築物（同号ロに該当するものを除く。）であること。

ロ　保育室等が設けられている次の表の上欄に掲げる階に応じ，同表の中欄に掲げる区分ごとに，それぞれ同表の下欄に掲げる施設又は設備が一以上設けられていること。

ハ　ロに掲げる施設及び設備が避難上有効な位置に設けられ，かつ，保育室等の各部分からその一に至る歩行距離が30メートル以下となるように設けられていること。

ニ　保育所の調理室（次に掲げる要件のいずれかに該当するものを除く。ニにおいて同じ。）以外の部分と保育所の調理室の部分が建築基準法第2条第7号に規定する耐火構造の床若しくは壁又は建築基準法施行令第112条第1項 に規定する特定防火設備で区画されていること。この場合において，換気，暖房又は冷房の設備の風道が，当該床若しくは壁を貫通する部分又はこれに近接する部分に防火上有効にダンパーが設けられていること。

(1)　スプリンクラー設備その他これに類するもので自動式のものが設けられていること。

(2)　調理用器具の種類に応じて有効な自動消火装置が設けられ，かつ，当該調理室の外部への延焼を防止するために必要な措置が講じられていること。

ホ　保育所の壁及び天井の室内に面する部分の仕上げを不燃材料でしていること。

ヘ　保育室等その他乳幼児が出入し，又は通行する場所に，乳幼児の転落事故を防止する設備が設けられていること。

ト　非常警報器具又は非常警報設備及び消防機関へ火災を通報する設備が設けられていること。

チ　保育所のカーテン，敷物，建具等で可燃性のものについて防炎処理が施されていること。

（保育所の設備の基準の特例）

第 32 条の 2　次の各号に掲げる要件を満たす保育所は，第 11 条第 1 項の規定にかかわらず，当該保育所の満 3 歳以上の幼児に対する食事の提供について，当該保育所外で調理し搬入する方法により行うことができる。この場合において，当該保育所は，当該食事の提供について当該方法によることとしてもなお当該保育所において行うことが必要な調理のための加熱，保存等の調理機能を有する設備を備えるものとする。

一　幼児に対する食事の提供の責任が当該保育所にあり，その管理者が，衛生面，栄養面等業務上必要な注意を果たし得るような体制及び調理業務の受託者との契約内容が確保されていること。

二　当該保育所又は他の施設，保健所，市町村等の栄養士により，献立等について栄養の観点からの指導が受けられる体制にある等，栄養士による必要な配慮が行われること。

三　調理業務の受託者を，当該保育所における給食の趣旨を十分に認識し，衛生面，栄養面等，調理業務を適切に遂行できる能力を有する者とすること。

四　幼児の年齢及び発達の段階並びに健康状態に応じた食事の提供や，アレルギー，アトピー等への配慮，必要な栄養素量の給与等，幼児の食事の内容，回数及び時機に適切に応じることができること。

五　食を通じた乳幼児の健全育成を図る観点から，乳幼児の発育及び発達の過程に応じて食に関し配慮すべき事項を定めた食育に関する計画に基づき食事を提供するよう努めること。

（職　員）

第 33 条　保育所には，保育士（特区法第 12 条の 4 第 5 項に規定する事業実施区域内にある保育所にあつては，保育士又は当該事業実施区域に係る国家戦略特別区域限定保育士。次項において同じ。），嘱託医及び調理員を置かなければならない。ただし，調理業務の全部を委託する施設にあつては，調理員を置かないことができる。

2　保育士の数は，乳児おおむね 3 人につき 1 人以上，満 1 歳以上満 3 歳に満たない幼児おおむね 6 人につき 1 人以上，満 3 歳以上満 4 歳に満たない幼児おおむね 20 人につき 1 人以上，満 4 歳以上の幼児おおむね 30 人につき 1 人以上とする。ただし，保育所 1 につき 2 人を下ることはできない。

（保育時間）

第 34 条　保育所における保育時間は，1 日につき 8 時間を原則とし，その地方における乳幼児の保護者の労働時間その他家庭の状況等を考慮して，保育所の長がこれを定める。

（保育の内容）

第 35 条　保育所における保育は，養護及び教育を一体的に行うことをその特性とし，その内容については，厚生労働大臣が定める指針に従う。

（保護者との連絡）

第 36 条　保育所の長は，常に入所している乳幼児の保護者と密接な連絡をとり，保育の内容等につき，その保護者の理解及び協力を得るよう努めなければならない。

（業務の質の評価等）

第 36 条の 2　保育所は，自らその行う法第 39 条 に規定する業務の質の評価を行い，常にその改善を図らなければならない。

2　保育所は，定期的に外部の者による評価を受けて，それらの結果を公表し，常にその改善を図るよう努めなければならない。

（中略）

第 7 章　児童養護施設

（設備の基準）

第 41 条　児童養護施設の設備の基準は，次のとおりとする。

一　児童の居室，相談室，調理室，浴室及び便所を設けること。

二　児童の居室の一室の定員は，これを 4 人以下とし，その面積は，1 人につき 4.95 平方メートル以上とすること。ただし，乳幼児のみの居室の 1 室の定員は，これを 6 人以下とし，その面積は，1 人につき 3.3 平方メートル以上とする。

三　入所している児童の年齢等に応じ，男子と女子の居室を別にすること。

四　便所は，男子用と女子用とを別にすること。ただし，少数の児童を対象として設けるときは，この限りでない。

五　児童 30 人以上を入所させる児童養護施設には，医務室及び静養室を設けること。

六　入所している児童の年齢，適性等に応じ職業指導に必要な設備（以下「職業指導に必要な設備」という。）を設けること。

（職　員）

第 42 条　児童養護施設には，児童指導員，嘱託医，保育士（特区法第 12 条の 4 第 5 項 に規定する事業実施区域内にある児童養護施設にあつては，保育士又は当該事業実施区域に係る国家戦略特別区域限定保育士。第6項及び第46条において同じ。），個別対応職員，家庭支援専門相談員，栄養士及び調理員並びに乳児が入所している施設にあつては看護師を置かなければならない。ただし，児童40人以下を入所させる施設にあつては栄養士を，調理業務の全部を委託する施設にあつては調理員を置かないことができる。

2　家庭支援専門相談員は，社会福祉士若しくは精神保健福祉士の資格を有する者，児童養護施設において児童の指導に5年以上従事した者又は法第13条第3項各号のいずれかに該当する者でなければならない。

3　心理療法を行う必要があると認められる児童10人以上に心理療法を行う場合には，心理療法担当職員を置かなければならない。

4　心理療法担当職員は，学校教育法の規定による大学の学部で，心理学を専修する学科若しくはこれに相当する課程を修めて卒業した者であつて，個人及び集団心理療法の技術を有するもの又はこれと同等以上の能力を有すると認められる者でなければならない。

5　実習設備を設けて職業指導を行う場合には，職業指導員を置かなければならない。

6　児童指導員及び保育士の総数は，通じて，満2歳に満たない幼児おおむね1.6人につき1人以上，満2歳以上満3歳に満たない幼児おおむね2人につき1人以上，満3歳以上の幼児おおむね4人につき1人以上，少年おおむね5.5人につき1人以上とする。ただし，児童45人以下を入所させる施設にあつては，更に1人以上を加えるものとする。

7　看護師の数は，乳児おおむね1.6人につき1人以上とする。ただし，1人を下ることはできない。

（児童養護施設の長の資格等）

第42条の2　児童養護施設の長は，次の各号のいずれかに該当し，かつ，厚生労働大臣が指定する者が行う児童養護施設の運営に関し必要な知識を習得させるための研修を受けた者であつて，人格が高潔で識見が高く，児童養護施設を適切に運営する能力を有するものでなければならない。

一　医師であつて，精神保健又は小児保健に関して学識経験を有する者

二　社会福祉士の資格を有する者

三　児童養護施設の職員として3年以上勤務した者

四　都道府県知事が前各号に掲げる者と同等以上の能力を有すると認める者であつて，次に掲げる期間の合計が3年以上であるもの又は厚生労働大臣が指定する講習会の課程を修了したもの

イ　児童福祉司となる資格を有する者にあつては，児童福祉事業（国，都道府県又は市町村の内部組織における児童福祉に関する事務を含む。）に従事した期間

ロ　社会福祉主事となる資格を有する者にあつては，社会福祉事業に従事した期間

ハ　社会福祉施設の職員として勤務した期間（イ又はロに掲げる期間に該当する期間を除く。）

2　児童養護施設の長は，2年に1回以上，その資質の向上のための厚生労働大臣が指定する者が行う研修を受けなければならない。ただし，やむを得ない理由があるときは，この限りでない。

（児童指導員の資格）

第43条　児童指導員は，次の各号のいずれかに該当する者でなければならない。

一　都道府県知事の指定する児童福祉施設の職員を養成する学校その他の養成施設を卒業した者

二　社会福祉士の資格を有する者

三　精神保健福祉士の資格を有する者

四　学校教育法の規定による大学の学部で，社会福祉学，心理学，教育学若しくは社会学を専修する学科又はこれらに相当する課程を修めて卒業した者

五　学校教育法の規定による大学の学部で，社会福祉学，心理学，教育学又は社会学に関する科目の単位を優秀な成績で修得したことにより，同法第102条第2項の規定により大学院への入学を認められた者

六　学校教育法の規定による大学院において，社会福祉学，心理学，教育学若しくは社会学を専攻する研究科又はこれらに相当する課程を修めて卒業した者

七　外国の大学において，社会福祉学，心理学，教育学若しくは社会学を専修する学科又はこれらに相当する課程を修めて卒業した者

八　学校教育法の規定による高等学校若しくは中等教育学校を卒業した者，同法第90条第2項の規定により大学への入学を認められた者若しくは通常の課程による12年の学校教育を修了した者（通常の課程以外の課程によりこれに相当する学校教育を修了した者を含む。）又は文部科学大臣がこれと同等以上の資格を有すると認定した者であつて，2年以上児童福祉事業に従事したもの

九　学校教育法の規定により，小学校，中学校，義務教育学校，高等学校又は中等教育学校の教諭となる資格を有する者であつて，都道府県知事が適当と認めたもの

十　3年以上児童福祉事業に従事した者であつて，都道府県知事が適当と認めたもの

2　前項第1号の指定は，児童福祉法施行規則（昭和23年厚生省令第11号）別表に定める教育内容に適合する学校又は施設について行うものとする。

（養　護）

第 44 条　児童養護施設における養護は，児童に対して安定した生活環境を整えるとともに，生活指導，学習指導，職業指導及び家庭環境の調整を行いつつ児童を養育することにより，児童の心身の健やかな成長とその自立を支援することを目的として行わなければならない。

（生活指導，学習指導，職業指導及び家庭環境の調整）

第 45 条　児童養護施設における生活指導は，児童の自主性を尊重しつつ，基本的生活習慣を確立するとともに豊かな人間性及び社会性を養い，かつ，将来自立した生活を営むために必要な知識及び経験を得ることができるように行わなければならない。

2　児童養護施設における学習指導は，児童がその適性，能力等に応じた学習を行うことができるよう，適切な相談，助言，情報の提供等の支援により行わなければならない。

3　児童養護施設における職業指導は，勤労の基礎的な能力及び態度を育てるとともに，児童がその適性，能力等に応じた職業選択を行うことができるよう，適切な相談，助言，情報の提供等及び必要に応じ行う実習，講習等の支援により行わなければならない。

4　児童養護施設における家庭環境の調整は，児童の家庭の状況に応じ，親子関係の再構築等が図られるように行わなければならない。

（自立支援計画の策定）

第 45 条の 2　児童養護施設の長は，第 44 条の目的を達成するため，入所中の個々の児童について，児童やその家庭の状況等を勘案して，その自立を支援するための計画を策定しなければならない。

（業務の質の評価等）

第 45 条の 3　児童養護施設は，自らその行う法第 41 条に規定する業務の質の評価を行うとともに，定期的に外部の者による評価を受けて，それらの結果を公表し，常にその改善を図らなければならない。

（児童と起居を共にする職員）

第 46 条　児童養護施設の長は，児童指導員及び保育士のうち少なくとも一人を児童と起居を共にさせなければならない。

（関係機関との連携）

第 47 条　児童養護施設の長は，児童の通学する学校及び児童相談所並びに必要に応じ児童家庭支援センター，児童委員，公共職業安定所等関係機関と密接に連携して児童の指導及び家庭環境の調整に当たらなければならない。

第 8 章　福祉型障害児入所施設

（設備の基準）

第 48 条　福祉型障害児入所施設の設備の基準は，次のとおりとする。

一　児童の居室，調理室，浴室，便所，医務室及び静養室を設けること。ただし，児童 30 人未満を入所させる施設であつて主として知的障害のある児童を入所させるものにあつては医務室を，児童 30 人未満を入所させる施設であつて主として盲児又はろうあ児（以下「盲ろうあ児」という。）を入所させるものにあつては医務室及び静養室を設けないことができる。

二　主として知的障害のある児童を入所させる福祉型障害児入所施設には，職業指導に必要な設備を設けること。

三　主として盲児を入所させる福祉型障害児入所施設には，次の設備を設けること。

イ　遊戯室，訓練室，職業指導に必要な設備及び音楽に関する設備

ロ　浴室及び便所の手すり並びに特殊表示等身体の機能の不自由を助ける設備

四　主としてろうあ児を入所させる福祉型障害児入所施設には，遊戯室，訓練室，職業指導に必要な設備及び映像に関する設備を設けること。

五　主として肢体不自由のある児童を入所させる福祉型障害児入所施設には，次の設備を設けること。

イ　訓練室及び屋外訓練場

ロ　浴室及び便所の手すり等身体の機能の不自由を助ける設備

六　主として盲児を入所させる福祉型障害児入所施設又は主として肢体不自由のある児童を入所させる福祉型障害児入所施設においては，階段の傾斜を緩やかにすること。

七　児童の居室の一室の定員は，これを 4 人以下とし，その面積は，1 人につき 4.95 平方メートル以上とすること。ただし，乳幼児のみの居室の 1 室の定員は，これを 6 人以下とし，その面積は，1 人につき 3.3 平方メートル以上とする。

八　入所している児童の年齢等に応じ，男子と女子の居室を別にすること。

九　便所は，男子用と女子用とを別にすること。

（職　員）

第 49 条　主として知的障害のある児童（自閉症を主たる症状とする児童（以下「自閉症児」という。）を除く。次項及び第三項において同じ。）を入所させる福祉型障害児入所施設には，嘱託医，児童指導員，保育士（特区法第 12 条の 4 第 5 項 に規定する事業実施区域内にある福祉型障害児入所施設にあつては，保育士又は当該事業実施区域に係る国家戦略特別区域限定保育士。以下この条において同じ。），栄養士，調理員及び児童発達支援管理責任者（障害児通所支援又は障害児入所

支援の提供の管理を行う者として厚生労働大臣が定めるものをいう。以下同じ。）を置かなければならない。ただし，児童 40 人以下を入所させる施設にあつては栄養士を，調理業務の全部を委託する施設にあつては調理員を置かないことができる。

2　主として知的障害のある児童を入所させる福祉型障害児入所施設の嘱託医は，精神科又は小児科の診療に相当の経験を有する者でなければならない。

3　主として知的障害のある児童を入所させる福祉型障害児入所施設の児童指導員及び保育士の総数は，通じておおむね児童の数を 4.3 で除して得た数以上とする。ただし，児童 30 人以下を入所させる施設にあつては，更に 1 以上を加えるものとする。

4　主として自閉症児を入所させる福祉型障害児入所施設には，第 1 項に規定する職員並びに医師及び看護師を置かなければならない。ただし，児童 40 人以下を入所させる施設にあつては栄養士を，調理業務の全部を委託する施設にあつては調理員を置かないことができる。

5　主として自閉症児を入所させる福祉型障害児入所施設の嘱託医については，第 2 項の規定を準用する。

6　主として自閉症児を入所させる福祉型障害児入所施設の児童指導員及び保育士の総数については，第 3 項の規定を準用する。

7　主として自閉症児を入所させる福祉型障害児入所施設の医師は，児童を対象とする精神科の診療に相当の経験を有する者でなければならない。

8　主として自閉症児を入所させる福祉型障害児入所施設の看護師の数は，児童おおむね 20 人につき 1 人以上とする。

9　主として盲ろうあ児を入所させる福祉型障害児入所施設については，第 1 項の規定を準用する。

10　主として盲ろうあ児を入所させる福祉型障害児入所施設の嘱託医は，眼科又は耳鼻咽喉科の診療に相当の経験を有する者でなければならない。

11　主として盲ろうあ児を入所させる福祉型障害児入所施設の児童指導員及び保育士の総数は，通じて，乳幼児おおむね 4 人につき 1 人以上，少年おおむね 5 人につき 1 人以上とする。ただし，児童 35 人以下を入所させる施設にあつては，更に一人以上を加えるものとする。

12　主として肢体不自由のある児童を入所させる福祉型障害児入所施設には，第 1 項に規定する職員及び看護師を置かなければならない。ただし，児童 40 人以下を入所させる施設にあつては栄養士を，調理業務の全部を委託する施設にあつては調理員を置かないことができる。

13　主として肢体不自由のある児童を入所させる福祉型障害児入所施設の児童指導員及び保育士の総数は，通じておおむね児童の数を 3.5 で除して得た数以上とする。

14　心理指導を行う必要があると認められる児童 5 人以上に心理指導を行う場合には心理指導担当職員を，職業指導を行う場合には職業指導員を置かなければならない。

15　心理指導担当職員は，学校教育法 の規定による大学の学部で，心理学を専修する学科若しくはこれに相当する課程を修めて卒業した者であつて，個人及び集団心理療法の技術を有するもの又はこれと同等以上の能力を有すると認められる者でなければならない。

（生活指導及び学習指導）

第 50 条　福祉型障害児入所施設における生活指導は，児童が日常の起居の間に，当該福祉型障害児入所施設を退所した後，できる限り社会に適応するようこれを行わなければならない。

2　福祉型障害児入所施設における学習指導については，第 45 条第 2 項の規定を準用する。

（職業指導を行うに当たつて遵守すべき事項）

第 51 条　福祉型障害児入所施設における職業指導は，児童の適性に応じ，児童が将来できる限り健全な社会生活を営むことができるようこれを行わなければならない。

2　前項に規定するほか，福祉型障害児入所施設における職業指導については，第 45 条第 3 項の規定を準用する。

（入所支援計画の作成）

第 52 条　福祉型障害児入所施設の長は，児童の保護者及び児童の意向，児童の適性，児童の障害の特性その他の事情を踏まえた計画を作成し，これに基づき児童に対して障害児入所支援を提供するとともに，その効果について継続的な評価を実施することその他の措置を講ずることにより児童に対して適切かつ効果的に障害児入所支援を提供しなければならない。

（児童と起居を共にする職員）

第 53 条　福祉型障害児入所施設（主として盲ろうあ児を入所させる福祉型障害児入所施設を除く。）については，第 46 条の規定を準用する。

（保護者等との連絡）

第 54 条　福祉型障害児入所施設の長は，児童の保護者に児童の性質及び能力を説明するとともに，児童の通学する学校及び必要に応じ当該児童を取り扱つた児童福祉司又は児童委員と常に密接な連絡をとり，児童の生活指導，学習指導及び職業指導につき，その協力を求めなければならない。

（心理学的及び精神医学的診査）

第 55 条　主として知的障害のある児童を入所させる福祉型障害児入所施設においては，入所している児童を適切に保護するため，随時心理学的及び精神医学的診査を行わなければならない。ただし，児童の福祉に有害な実験にわたつてはならない。

（入所した児童に対する健康診断）

第 56 条 主として盲ろうあ児を入所させる福祉型障害児入所施設においては，第 12 条第 1 項に規定する入所時の健康診断に当たり，特に盲ろうあの原因及び機能障害の状況を精密に診断し，治療可能な者については，できる限り治療しなければならない。

2 主として肢体不自由のある児童を入所させる福祉型障害児入所施設においては，第 12 条第 1 項に規定する入所時の健康診断に当たり，整形外科的診断により肢体の機能障害の原因及びその状況を精密に診断し，入所を継続するか否かを考慮しなければならない。

第 8 章の 2 医療型障害児入所施設

（設備の基準）

第 57 条 医療型障害児入所施設の設備の基準は，次のとおりとする。

一 医療型障害児入所施設には，医療法 に規定する病院として必要な設備のほか，訓練室及び浴室を設けること。

二 主として自閉症児を入所させる医療型障害児入所施設には，静養室を設けること。

三 主として肢体不自由のある児童を入所させる医療型障害児入所施設には，屋外訓練場，ギブス室，特殊手工芸等の作業を指導するに必要な設備，義肢装具を製作する設備を設けること。ただし，義肢装具を製作する設備は，他に適当な設備がある場合は，これを設けることを要しないこと。

四 主として肢体不自由のある児童を入所させる医療型障害児入所施設においては，階段の傾斜を緩やかにするほか，浴室及び便所の手すり等身体の機能の不自由を助ける設備を設けること。

（職　員）

第 58 条 主として自閉症児を入所させる医療型障害児入所施設には，医療法 に規定する病院として必要な職員のほか，児童指導員，保育士（特区法第 12 条の 4 第 5 項に規定する事業実施区域内にある医療型障害児入所施設にあつては，保育士又は当該事業実施区域に係る国家戦略特別区域限定保育士。次項及び第 5 項において同じ。）及び児童発達支援管理責任者を置かなければならない。

2 主として自閉症児を入所させる医療型障害児入所施設の児童指導員及び保育士の総数は，通じておおむね児童の数 6.7 で除して得た数以上とする。

3 主として肢体不自由のある児童を入所させる医療型障害児入所施設には，第 1 項に規定する職員及び理学療法士又は作業療法士を置かなければならない。

4 主として肢体不自由のある児童を入所させる医療型障害児入所施設の長及び医師は，肢体の機能の不自由な者の療育に関して相当の経験を有する医師でなければならない。

5 主として肢体不自由のある児童を入所させる医療型障害児入所施設の児童指導員及び保育士の総数は，通じて，乳幼児おおむね 10 人につき 1 人以上，少年おおむね 20 人につき 1 人以上とする。

6 主として重症心身障害児（法第 7 条第 2 項 に規定する重症心身障害児をいう。以下同じ。）を入所させる医療型障害児入所施設には，第 3 項に規定する職員及び心理指導を担当する職員を置かなければならない。

7 主として重症心身障害児を入所させる医療型障害児入所施設の長及び医師は，内科，精神科，医療法施行令（昭和 23 年政令第 326 号）第 3 条の 2 第 1 項第 1 号 ハ及びニ⑵の規定により神経と組み合わせた名称を診療科名とする診療科，小児科，外科，整形外科又はリハビリテーション科の診療に相当の経験を有する医師でなければならない。

（心理学的及び精神医学的診査）

第 59 条 主として自閉症児を入所させる医療型障害児入所施設における心理学的及び精神医学的診査については，第 55 条の規定を準用する。

（入所した児童に対する健康診断）

第 60 条 主として肢体不自由のある児童を入所させる医療型障害児入所施設においては，第 12 条第 1 項に規定する入所時の健康診断に当たり，整形外科的診断により肢体の機能障害の原因及びその状況を精密に診断し，入所を継続するか否かを考慮しなければならない。

（児童と起居を共にする職員等）

第 61 条 医療型障害児入所施設（主として重症心身障害児を入所させる施設を除く。以下この項において同じ。）における児童と起居を共にする職員，生活指導，学習指導及び職業指導並びに医療型障害児入所施設の長の保護者等との連絡については，第 46 条，第 50 条，第 51 条及び第 54 条の規定を準用する。

2 医療型障害児入所施設の長の計画の作成については，第 52 条の規定を準用する。

（後略）

児童福祉施設等における児童の安全の確保について（抜粋）

平成 13 年 6 月 15 日　雇児総発第 402 号

記

1　児童福祉施設等については，従来から，地域に開かれた施設づくりを推進してきており，地域のボランティア，保護者，関係団体等の協力も得つつ，地域と一体となって児童の安全確保に努めること。
地域に開かれた施設づくりは，危険に関する情報の収集や緊急時の支援にもつながることから，徒らに施設開放に消極的にならないよう留意すること。

2　児童福祉施設等の児童の安全の確保については，都道府県，市町村と各施設等が一体となって対策を検討すること。

3　点検項目については，標準的なガイドラインとして策定したものであり，実施に当たっては，地域や施設の実情に応じて適宜追加・修正して差し支えないこと。

児童福祉施設・事業（通所型）における点検項目

1　日常の安全管理

（職員の共通理解と所内体制）

○安全管理に関し，職員会議等で取り上げるなど，職員の共通理解を図っているか。

○児童の安全管理に関して，職員の役割を明確にし，協力体制のもと事故防止にあたっているか。

○職員体制が手薄の時は，特に安全に対し注意しているか。

○万一の場合の避難場所や保護者・関係機関等への連絡方法を職員に周知しているか。

○来訪者用の入口・受付を明示し，外部からの人の出入りを確認しているか。

○防災・防犯のための避難訓練等を実施しているか。

（関係機関等との連携）

○市町村の施設・事業所管課，警察署，児童相談所，保健所等関係機関や民生・児童委員，地域団体と連絡を取り，連携して情報を共有できる体制となっているか。

○関係機関からの注意依頼文書を配布・掲示するなど周知徹底しているか。

○近隣の個人，保育所，幼稚園，学校等と相互に情報交換する関係になっているか。

（施設・事業者と保護者の取り組み）

○児童に対し，犯罪や事故から身を守るため，屋外活動に当たっての注意事項を職員が指導しているか。また，家庭でも話し合われるよう働きかけているか。

（施設設備面における安全確保）

○門，囲障，外灯，窓，出入口，避難口，鍵等の状況を点検しているか。

○危険な設備，場所等への囲障の設置，施錠等の状況を点検しているか。

○自動警報装置，防犯監視システム等を設置している場合は，作動状況の点検，警備会社等との連携体制を確認しているか。

（近隣地域の危険箇所の把握と対応）

○日頃から地域の安全に目を配り，危険箇所の把握に努めているか。

（保育所の通所時における安全確保）

○児童の送迎は原則として保護者が行うべきことを保護者に徹底しているか。

○ファミリー・サポート・センターやベビーシッターを利用する場合等保護者以外の者が迎えに来る場合，原則としてその都度職員が保護者に確認しているか。

（保育所・障害児通園施設の所外活動における安全確認）

○危険な場所，設備等を把握しているか。

○携帯電話等による連絡体制を確保しているか。

（保育所・障害児通園施設の安全に配慮した施設開放）

○施設開放時は，保護者に対して児童から目を離さないよう注意を喚起しているか。

（児童館・放課後児童クラブ児童の来所及び帰宅時における安全の確保）

○来所の利用児童について，保護者等への連絡先が把握されているか。

○児童の来所及び帰宅に関しては，地域の危険箇所を把握し，児童・保護者に注意を喚起しているか。

○児童が来所及び帰宅途上で犯罪，事故に遭遇した時，交番や「こども 110 番の家」等に緊急避難できるようあら　かじめ児童・保護者に場所を周知しているか。

○放課後児童クラブの児童に関しては，安全な経路を通るよう指導しているか。

2　緊急時の安全確保

（不審者情報がある場合の連絡等の体制）

○施設周辺における不審者等の情報が入った場合に，次のような措置をとる体制を整備しているか。

・職員間による状況認識の一致を図り，職員体制を確立する。
・児童・保護者等の利用者に対して，情報を提供し，必要な場合には職員の指示に従うよう注意を喚起する。
・警察に対しパトロールを要請する等警察と連携を図る。

・児童の安全確保のため，保護者や民生・児童委員，地域活動団体等の協力を得ている。

（不審者の立入りなど緊急時の体制）

○施設内に不審者が立ち入った場合など緊急時に備え，次のような体制を整備しているか。

・直ちに職員が協力体制を取り，人身事故が起きないよう事態に対応する。・不審者に対し，施設外への立ち退きを要求する。

・直ちに施設長を始め，職員に情報を伝達し，児童への注意喚起，児童の安全を確保し，避難誘導等を行う。

・警察や施設・事業所管課，保護者等に対し，直ちに通報する。

（厚生労働省通知のうち児童福祉施設・事業（通所型）における点検項目のみ抜粋）

児童虐待の防止等に関する法律（抄）

平成12年5月24日　法律第82号
最終改正：平成19年6月1日　法律第73号

（目　的）

第1条　この法律は，児童虐待が児童の人権を著しく侵害し，その心身の成長及び人格の形成に重大な影響を与えるとともに，我が国における将来の世代の育成にも懸念を及ぼすことにかんがみ，児童に対する虐待の禁止，児童虐待の予防及び早期発見その他の児童虐待の防止に関する国及び地方公共団体の責務，児童虐待を受けた児童の保護及び自立の支援のための措置等を定めることにより，児童虐待の防止等に関する施策を促進し，もって児童の権利利益の擁護に資することを目的とする。

（児童虐待の定義）

第2条　この法律において，「児童虐待」とは，保護者（親権を行う者，未成年後見人その他の者で，児童を現に監護するものをいう。以下同じ。）がその監護する児童（18歳に満たない者をいう。以下同じ。）について行う次に掲げる行為をいう。

1　児童の身体に外傷が生じ，又は生じるおそれのある暴行を加えること。

2　児童にわいせつな行為をすること又は児童をしてわいせつな行為をさせること。

3　児童の心身の正常な発達を妨げるような著しい減食又は長時間の放置，保護者以外の同居人による前2号又は次号に掲げる行為と同様の行為の放置その他の保護者としての監護を著しく怠ること。

4　児童に対する著しい暴言又は著しく拒絶的な対応，児童が同居する家庭における配偶者に対する暴力（配偶者（婚姻の届出をしていないが，事実上婚姻関係と同様の事情にある者を含む。）の身体に対する不法な攻撃であって生命又は身体に危害を及ぼすもの及びこれに準ずる心身に有害な影響を及ぼす言動をいう。）その他の児童に著しい心理的外傷を与える言動を行うこと。

（児童虐待の早期発見等）

第5条　学校，児童福祉施設，病院その他児童の福祉に業務上関係のある団体及び学校の教職員，児童福祉施設の職員，医師，保健師，弁護士その他児童の福祉に職務上関係のある者は，児童虐待を発見しやすい立場にあることを自覚し，児童虐待の早期発見に努めなければならない。

2　前項に規定する者は，児童虐待の予防その他の児童虐待の防止並びに児童虐待を受けた児童の保護及び自立の支援に関する国及び地方公共団体の施策に協力するよう努めなければならない。

3　学校及び児童福祉施設は，児童及び保護者に対して，児童虐待の防止のための教育又は啓発に努めなければならない。

（児童虐待に係る通告）

第6条　児童虐待を受けたと思われる児童を発見した者は，速やかに，これを市町村，都道府県の設置する福祉事務所若しくは児童相談所又は児童委員を介して市町村，都道府県の設置する福祉事務所若しくは児童相談所に通告しなければならない。

2　前項の規定による通告は，児童福祉法（昭和22年法律第164号）第25条第1項の規定による通告とみなして，同法 の規定を適用する。

3　刑法（明治40年法律第45号）の秘密漏示罪の規定その他の守秘義務に関する法律の規定は，第1項の規定による通告をする義務の遵守を妨げるものと解釈してはならない。

（通告又は送致を受けた場合の措置）

第8条　市町村又は都道府県の設置する福祉事務所が第6条第1項の規定による通告を受けたときは，市町村又は福祉事務所の長は，必要に応じ近隣住民，学校の教職員，児童福祉施設の職員その他の者の協力を得つつ，当該児童との面会その他の当該児童の安全の確認を行うための措置を講ずるとともに，必要に応じ次に掲げる措置を採るものとする。

1　児童福祉法第 25 条の 7 第 1 項第 1 号若しくは第 2 項第 1 号 又は第 25 条の 8 第 1 号の規定により当該児童を児童相談所に送致すること。

2　当該児童のうち次条第 1 項の規定による出頭の求め及び調査若しくは質問，第 9 条第 1 項の規定による立入り及び調査若しくは質問又は児童福祉法第 33 条第 1 項 若しくは第 2 項の規定による一時保護の実施が適当であると認めるものを都道府県知事又は児童相談所長へ通知すること。

2　児童相談所が第 6 条第 1 項の規定による通告又は児童福祉法第 25 条の 7 第 1 項第 1 号若しくは第 2 項第 1 号若しくは第 25 条の 8 第 1 号の規定による送致を受けたときは，児童相談所長は，必要に応じ近隣住民，学校の教職員，児童福祉施設の職員その他の者の協力を得つつ，当該児童との面会その他の当該児童の安全の確認を行うための措置を講ずるとともに，必要に応じ同法第 33 条第 1 項の規定により当該児童の一時保護を行い，又は適当な者に委託して，当該一時保護を行わせるものとする。

3　前 2 項の児童の安全の確認を行うための措置，児童相談所への送致又は一時保護を行う者は，速やかにこれを行うものとする。

（出頭要求等）

第 8 条の 2　都道府県知事は，児童虐待が行われているおそれがあると認めるときは，当該児童の保護者に対し，当該児童を同伴して出頭することを求め，児童委員又は児童の福祉に関する事務に従事する職員をして，必要な調査又は質問をさせることができる。この場合においては，その身分を証明する証票を携帯させ，関係者の請求があったときは，これを提示させなければならない。

2　都道府県知事は，前項の規定により当該児童の保護者の出頭を求めようとするときは，厚生労働省令で定めるところにより，当該保護者に対し，出頭を求める理由となった事実の内容，出頭を求める日時及び場所，同伴すべき児童の氏名その他必要な事項を記載した書面により告知しなければならない。

3　都道府県知事は，第 1 項の保護者が同項の規定による出頭の求めに応じない場合は，次条第 1 項の規定による児童委員又は児童の福祉に関する事務に従事する職員の立入り及び調査又は質問その他の必要な措置を講ずるものとする。

（立入調査等）

第 9 条　都道府県知事は，児童虐待が行われているおそれがあると認めるときは，児童委員又は児童の福祉に関する事務に従事する職員をして，児童の住所又は居所に立ち入り，必要な調査又は質問をさせることができる。この場合においては，その身分を証明する証票を携帯させ，関係者の請求があったときは，これを提示させなければならない。

2　前項の規定による児童委員又は児童の福祉に関する事務に従事する職員の立入り及び調査又は質問は，児童福祉法第 29 条の規定による児童委員又は児童の福祉に関する事務に従事する職員の立入り及び調査又は質問とみなして，同法第 61 条の 5 の規定を適用する。

（再出頭要求等）

第 9 条の 2　都道府県知事は，第 8 条の 2 第 1 項の保護者又は前条第 1 項の児童の保護者が正当な理由なく同項の規定による児童委員又は児童の福祉に関する事務に従事する職員の立入り又は調査を拒み，妨げ，又は忌避した場合において，児童虐待が行われているおそれがあると認めるときは，当該保護者に対し，当該児童を同伴して出頭することを求め，児童委員又は児童の福祉に関する事務に従事する職員をして，必要な調査又は質問をさせることができる。この場合においては，その身分を証明する証票を携帯させ，関係者の請求があったときは，これを提示させなければならない。

2　第 8 条の 2 第 2 項の規定は，前項の規定による出頭の求めについて準用する。

（臨検，捜索等）

第 9 条の 3　都道府県知事は，第 8 条の 2 第 1 項の保護者又は第 9 条第 1 項の児童の保護者が正当な理由なく同項の規定による児童委員又は児童の福祉に関する事務に従事する職員の立入り又は調査を拒み，妨げ，又は忌避した場合において，児童虐待が行われている疑いがあるときは，当該児童の安全の確認を行い，又はその安全を確保するため，児童の福祉に関する事務に従事する職員をして，当該児童の住所又は居所の所在地を管轄する地方裁判所，家庭裁判所又は簡易裁判所の裁判官があらかじめ発する許可状により，当該児童の住所若しくは居所に臨検させ，又は当該児童を捜索させることができる。

2　都道府県知事は，前項の規定による臨検又は捜索をさせるときは，児童の福祉に関する事務に従事する職員をして，必要な調査又は質問をさせることができる。

3　都道府県知事は，第 1 項の許可状（以下「許可状」という。）を請求する場合においては，児童虐待が行われている疑いがあると認められる資料，臨検させようとする住所又は居所に当該児童が現在すると認められる資料及び当該児童の保護者が第 9 条第 1 項の規定による立入り又は調査を拒み，妨げ，又は忌避したことを証する資料を提出しなければならない。

4　前項の請求があった場合においては，地方裁判所，家庭裁判所又は簡易裁判所の裁判官は，臨検すべき場所又は捜索すべき児童の氏名並びに有効期間，その期間経過後は執行に着手することができずこれを返還しなければならない旨，交付の年月日及び裁判所名を記載し，自己の記名押印した許可状を都道府県知事に交付しなければならない。

５　都道府県知事は，許可状を児童の福祉に関する事務に従事する職員に交付して，第１項の規定による臨検又は捜索をさせるものとする。

６　第１項の規定による臨検又は捜索に係る制度は，児童虐待が保護者がその監護する児童に対して行うものであるために他人から認知されること及び児童がその被害から自ら逃れることが困難である等の特別の事情から児童の生命又は身体に重大な危険を生じさせるおそれがあることにかんがみ特に設けられたものであることを十分に踏まえた上で，適切に運用されなければならない。

（臨検又は捜索の夜間執行の制限）

第９条の４　前条第１項の規定による臨検又は捜索は，許可状に夜間でもすることができる旨の記載がなければ，日没から日の出までの間には，してはならない。

２　日没前に開始した前条第１項の規定による臨検又は捜索は，必要があると認めるときは，日没後まで継続することができる。

（許可状の提示）

第９条の５　第９条の３第１項の規定による臨検又は捜索の許可状は，これらの処分を受ける者に提示しなければならない。

（身分の証明）

第９条の６　児童の福祉に関する事務に従事する職員は，第９条の３第１項の規定による臨検若しくは捜索又は同条第２項の規定による調査若しくは質問（以下「臨検等」という。）をするときは，その身分を示す証票を携帯し，関係者の請求があったときは，これを提示しなければならない。

（臨検又は捜索に際しての必要な処分）

第９条の７　児童の福祉に関する事務に従事する職員は，第９条の３第１項の規定による臨検又は捜索をするに当たって必要があるときは，錠をはずし，その他必要な処分をすることができる。

（臨検等をする間の出入りの禁止）

第９条の８　児童の福祉に関する事務に従事する職員は，臨検等をする間は，何人に対しても，許可を受けないでその場所に出入りすることを禁止することができる。

（責任者等の立会い）

第９条の９　児童の福祉に関する事務に従事する職員は，第９条の３第１項の規定による臨検又は捜索をするときは，当該児童の住所若しくは居所の所有者若しくは管理者（これらの者の代表者，代理人その他これらの者に代わるべき者を含む。）又は同居の親族で成年に達した者を立ち会わせなければならない。

２　前項の場合において，同項に規定する者を立ち会わせることができないときは，その隣人で成年に達した者又はその地の地方公共団体の職員を立ち会わせなければならない。

（警察署長に対する援助要請等）

第10条　児童相談所長は，第８条第２項の児童の安全の確認を行おうとする場合，又は同項の一時保護を行おうとし，若しくは行わせようとする場合において，これらの職務の執行に際し必要があると認めるときは，当該児童の住所又は居所の所在地を管轄する警察署長に対し援助を求めることができる。都道府県知事が，第九条第一項の規定による立入り及び調査若しくは質問をさせ，又は臨検等をさせようとする場合についても，同様とする。

２　児童相談所長又は都道府県知事は，児童の安全の確認及び安全の確保に万全を期する観点から，必要に応じ迅速かつ適切に，前項の規定により警察署長に対し援助を求めなければならない。

３　警察署長は，第一項の規定による援助の求めを受けた場合において，児童の生命又は身体の安全を確認し，又は確保するため必要と認めるときは，速やかに，所属の警察官に，同項の職務の執行を援助するために必要な警察官職務執行法（昭和23年法律第136号）その他の法令の定めるところによる措置を講じさせるよう努めなければならない。

（調　書）

第10条の２　児童の福祉に関する事務に従事する職員は，第９条の３第１項の規定による臨検又は捜索をしたときは，これらの処分をした年月日及びその結果を記載した調書を作成し，立会人に示し，当該立会人とともにこれに署名押印しなければならない。ただし，立会人が署名押印をせず，又は署名押印することができないときは，その旨を付記すれば足りる。

（都道府県知事への報告）

第10条の３　児童の福祉に関する事務に従事する職員は，臨検等を終えたときは，その結果を都道府県知事に報告しなければならない。

（行政手続法の適用除外）

第10条の４　臨検等に係る処分については，行政手続法（平成５年法律第88号）第３章の規定は，適用しない。

（審査請求の制限）

第10条の５　臨検等に係る処分については，審査請求をすることができない。

（行政事件訴訟の制限）

第10条の６　臨検等に係る処分については，行政事件訴訟法（昭和37年法律第139号）第37条の４の規定による差止めの訴えを提起することができない。

さくいん

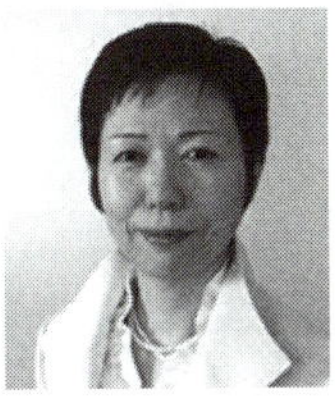

●編集　中根　淳子（なかね・じゅんこ）
1954年生
聖路加看護大学衛生看護学部衛生看護学科
愛知淑徳大学大学院コミュニケーション研究科人間コミュニケーション専攻・学術修士
元・愛知医科大学看護学部　准教授
［著書等］『子どもの健康と安全』ななみ書房　2019（編著）
『新版　子どもの保健Ⅰ』『新版　子どもの保健Ⅱ』ななみ書房　2017（編著）
『小児保健』みらい　2010（編著）

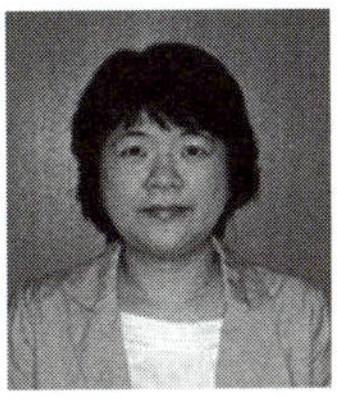

●編集　佐藤　直子（さとう・なおこ）
1966年生
東京都立府中看護専門学校卒業後，都立駒込病院に勤務
平成4年から足立区立保育園看護師として勤務
日本保育保健協議会「保育所における保健予防対策についての調査研究」の研究協力員　感染症委員　編集委員
足立区・子育てサポーター養成看護部門講師・園における食物アレルギー対応講師
［著書等］『子どもの健康と安全』ななみ書房　2019（編著）
『新版　子どもの保健Ⅰ』『新版　子どもの保健Ⅱ』ななみ書房　2017（共著）

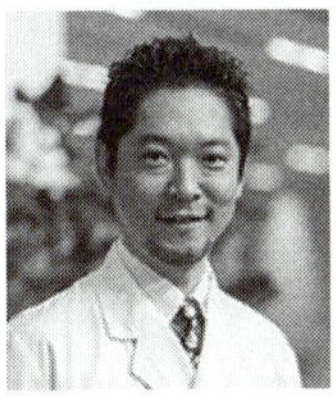

●北川　好郎（きたがわ・よしろう）
1975年生
ながくて北川こどもクリニック　院長
愛知医科大学大学院医学研究科博士課程小児科学専攻修了・医学博士
元愛知医科大学病院・卒後臨床研修センター副センター長
元・あいち小児保健医療総合センター感染免疫科　医長
日本小児科学会認定小児科専門医・指導医
［著書等］『子どもの健康と安全』ななみ書房　2019（共著）
『新版　子どもの保健Ⅰ』『新版　子どもの保健Ⅱ』ななみ書房　2017（共著）

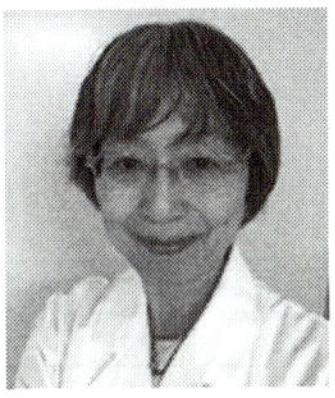

●濱口　典子（はまぐち　のりこ）
1955年生
独立行政法人国立病院機構東名古屋病院小児科　医長
日本小児科学会認定小児科専門医
千葉大学医学部医学科卒・医学博士
［著書等］『子どもの健康と安全』ななみ書房　2019（共著）

［コラム］　平岩清貴（みどりヶ丘歯科医院）
［イラスト］　マーブル・プランニング

子どもの保健

2019年 9月 1日　第1版第1刷発行
2025年 3月 1日　第1版第4刷発行

●編著者　中根淳子・佐藤直子
●発行者　長渡　晃
●発行所　有限会社　ななみ書房
〒252-0317　神奈川県相模原市南区御園 1-18-57
TEL　042-740-0773
http://773books.jp
●絵・デザイン　磯部錦司・内海　亨
●印刷・製本　協友印刷株式会社

©2019　J.Nakane，N.Sato，
ISBN978-4-903355-80-1
Printed in Japan

定価は表紙に記載してあります／乱丁本・落丁本はお取替えいたします